医疗与健康运作管理丛书

丛书主编　李金林　冉　伦

RESEARCH ON THE SPREAD OF
HEALTH BEHAVIORS IN SOCIAL NETWORK
AND THEIR HEALTH IMPACTS

社会网络中的健康行为传播及其对健康的影响研究

陈亚红　著

北京理工大学出版社
BEIJING INSTITUTE OF TECHNOLOGY PRESS

内 容 简 介

本书内容分为三部分：第一部分（第 1 章、第 2 章）是研究背景和健康行为问题现状介绍；第二部分（第 3 章～第 6 章）通过建立模型对健康行为影响因素及其作用机制进行探究，包括健康行为在社会网络中的传播规律、社会关系因素对行为传播的影响、被动健康行为对个体健康水平的影响。第三部分（第 7 章）是总结和展望。

本书适合对健康行为相关研究感兴趣的读者阅读。

版权专有 侵权必究

图书在版编目（CIP）数据

社会网络中的健康行为传播及其对健康的影响研究 / 陈亚红著. -- 北京：北京理工大学出版社，2022.2
（医疗与健康运作管理 / 李金林，冉伦主编）
ISBN 978 - 7 - 5763 - 0824 - 2

Ⅰ. ①社… Ⅱ. ①陈… Ⅲ. ①社会网络 - 影响 - 健康 - 行为 - 研究 Ⅳ. ①R193

中国版本图书馆 CIP 数据核字（2022）第 010861 号

出版发行 / 北京理工大学出版社有限责任公司
社　　址 / 北京市海淀区中关村南大街 5 号
邮　　编 / 100081
电　　话 / （010）68914775（总编室）
　　　　　（010）82562903（教材售后服务热线）
　　　　　（010）68944723（其他图书服务热线）
网　　址 / http：//www.bitpress.com.cn
经　　销 / 全国各地新华书店
印　　刷 / 三河市华骏印务包装有限公司
开　　本 / 710 毫米 × 1000 毫米　1/16
印　　张 / 8.75　　　　　　　　　　　　　　责任编辑 / 申玉琴
字　　数 / 131 千字　　　　　　　　　　　　文案编辑 / 申玉琴
版　　次 / 2022 年 2 月第 1 版　2022 年 2 月第 1 次印刷　责任校对 / 周瑞红
定　　价 / 66.00 元　　　　　　　　　　　　责任印制 / 李志强

图书出现印装质量问题，请拨打售后服务热线，本社负责调换

前言

随着工业化、城镇化和老龄化的快速发展和居民生活方式的改变，心血管疾病、癌症和慢性呼吸系统疾病等慢性非传染性疾病已成为影响我国经济社会发展的重大公共卫生问题。据世界经济论坛报道，慢性病不仅对现有的公共卫生系统、政府和家庭带来更大的压力和负担，也将严重影响着全球经济社会的发展。因此，分析慢性非传染性疾病的诱发原因是非常重要的。健康行为正是导致人们产生慢性非传染性疾病的主要因素，比如体力活动不足、不健康饮食、吸烟和有害饮酒等。流行病学领域研究也已经发现相关健康行为是导致慢性病发生和发展的主要原因，它们对慢性病的作用贡献率达到60%以上。党中央、国务院一直高度重视慢性病防控工作，将实施慢性病综合防控战略纳入了《"健康中国2030"规划纲要》，先后印发实施的《中国防治慢性病中长期规划（2017—2025年）》《健康中国行动（2019—2030年）》15个专项行动中，慢性病防治专项行动占4个，健康影响因素干预专项行动占6个，这些行动针对主要的慢病问题来开展专门防控。

本书基于社会网络理论，建立新的连接社会网络和健康行为的启发式模型，通过社会网络分析方法和纵向数据分析等计量经济学方法，针对社会网络中我国居民健康相关行为的传播现象及其对个体健康水平的影响进行了实证分析和研究。这在一定程度上丰富和完善了社会网络结构性和功能性属性在健康行为传播中的理论研究和方法体系。

本书的主要内容：

第1章阐述了本书的研究背景、研究目的和研究意义，并介绍了本书的研究内容、主要创新点和结构安排。

第2章首先阐述了健康行为概念及健康行为问题现状；然后从三个方面详细介绍了健康行为的主要研究问题——健康行为的流行趋势、影响因素和健康行为对慢性疾病的影响；最后对社会网络在个体行为中的应用研究方面进行了梳理和总结。

第3章分析了我国居民四种健康行为如吸烟、饮酒、体力活动和饮食在人群中的传播现象，同时，模型考虑了同质性、诱导性和混淆因素在个体健康行为采取中的重要性。本章研究结果更强调了健康行为的传播性，这也为后续章节的研究打下了基础。

第4章基于青少年多种社交关系角度，重点分析了不同关系类型和关系范围在同伴对青少年消极体力活动行为影响中的差异性，进一步考虑了不同关系的亲密程度对青少年消极体力活动行为的影响。本章的研究在一定意义上也是对第3章内容的补充。

第5章从个体积极体力活动行为和消极体力活动视角出发，重点分析两种对立性行为在个体社交关系如夫妻关系中的传播过程，同时，还考虑了个体的健康认知水平，并分析了性别的差异性。此外，本章研究基于社会关系的对立性行为的传播也是对上述章节研究健康行为传播性的进一步探索。

第6章考虑了社交同伴的健康行为和家庭污染能源使用行为对个体健康水平的影响，并进一步分析了两种行为对个体健康的交互效应。最后，对不同居住区域和不同年龄组进行了主效应和交互效应的回归，以探索人群中最容易受影响的对象。本章基于被动健康行为视角研究也是对社会网络中健康行为研究的拓展。

第7章对本书研究的所有内容进行了总结，并对后续的研究工作进行了展望。

健康行为研究及其对健康水平的影响的研究发展十分迅速，大量新的成果不断涌现，本书写作目的在于基于社会网络视角，研究健康行为在关系网络中的传播性及其对健康水平的影响，丰富了基于社会网络的健康行为研究理论体系，以便感兴趣的读者能够有效地了解这一领域的研究内容和课题。

在此，我们要感谢很多在本书写作过程中给予支持和帮助的专家学者。衷心感谢北京理工大学李金林教授、冉伦教授的鼓励、帮助和大力支持。感谢北京理工大学出版社对本书出版的大力支持。限于水平，不足之处在所难免，敬请读者和同行批评指正。

目 录

第 1 章 绪论 ⋯⋯⋯⋯⋯⋯⋯⋯⋯⋯⋯⋯⋯⋯⋯⋯⋯⋯⋯⋯⋯⋯⋯ 1
1.1 研究背景 ⋯⋯⋯⋯⋯⋯⋯⋯⋯⋯⋯⋯⋯⋯⋯⋯⋯⋯⋯⋯⋯⋯ 1
1.2 研究目的和意义 ⋯⋯⋯⋯⋯⋯⋯⋯⋯⋯⋯⋯⋯⋯⋯⋯⋯⋯⋯ 3
1.3 研究内容与技术路线 ⋯⋯⋯⋯⋯⋯⋯⋯⋯⋯⋯⋯⋯⋯⋯⋯⋯ 4
1.4 主要创新点 ⋯⋯⋯⋯⋯⋯⋯⋯⋯⋯⋯⋯⋯⋯⋯⋯⋯⋯⋯⋯⋯ 8
1.5 本书的结构安排 ⋯⋯⋯⋯⋯⋯⋯⋯⋯⋯⋯⋯⋯⋯⋯⋯⋯⋯⋯ 9

第 2 章 文献综述 ⋯⋯⋯⋯⋯⋯⋯⋯⋯⋯⋯⋯⋯⋯⋯⋯⋯⋯⋯⋯ 11
2.1 健康行为概述 ⋯⋯⋯⋯⋯⋯⋯⋯⋯⋯⋯⋯⋯⋯⋯⋯⋯⋯⋯⋯ 11
2.2 健康行为主要研究问题 ⋯⋯⋯⋯⋯⋯⋯⋯⋯⋯⋯⋯⋯⋯⋯⋯ 12
    2.2.1 健康行为的流行趋势 ⋯⋯⋯⋯⋯⋯⋯⋯⋯⋯⋯⋯⋯⋯ 12
    2.2.2 健康行为的影响因素 ⋯⋯⋯⋯⋯⋯⋯⋯⋯⋯⋯⋯⋯⋯ 13
    2.2.3 健康行为对慢性疾病的影响 ⋯⋯⋯⋯⋯⋯⋯⋯⋯⋯⋯ 16
2.3 社会网络在行为研究中的应用 ⋯⋯⋯⋯⋯⋯⋯⋯⋯⋯⋯⋯⋯ 17
    2.3.1 社会网络概述 ⋯⋯⋯⋯⋯⋯⋯⋯⋯⋯⋯⋯⋯⋯⋯⋯⋯ 17
    2.3.2 社会关系对个体行为的影响 ⋯⋯⋯⋯⋯⋯⋯⋯⋯⋯⋯ 19
2.4 国内外研究现状总结 ⋯⋯⋯⋯⋯⋯⋯⋯⋯⋯⋯⋯⋯⋯⋯⋯⋯ 20

第 3 章 基于不同关系类型的多种健康行为传播研究 ⋯⋯⋯⋯⋯ 22
3.1 研究背景 ⋯⋯⋯⋯⋯⋯⋯⋯⋯⋯⋯⋯⋯⋯⋯⋯⋯⋯⋯⋯⋯⋯ 22
3.2 研究变量和模型构建 ⋯⋯⋯⋯⋯⋯⋯⋯⋯⋯⋯⋯⋯⋯⋯⋯⋯ 24
    3.2.1 数据来源 ⋯⋯⋯⋯⋯⋯⋯⋯⋯⋯⋯⋯⋯⋯⋯⋯⋯⋯⋯ 24

3.2.2　广义估计方程模型 ……………………………………………… 28
　3.3　多种健康行为传播结果 …………………………………………………… 30
　　3.3.1　研究样本特征分析 ………………………………………………… 30
　　3.3.2　社会网络中多种健康行为的传播 ………………………………… 32
　　3.3.3　不同社会关系类型对个体健康行为的影响 ……………………… 36
　3.4　结论及启示 ………………………………………………………………… 40
　　3.4.1　结论 ………………………………………………………………… 40
　　3.4.2　启示 ………………………………………………………………… 41
　3.5　本章小结 …………………………………………………………………… 41

第4章　基于关系范围和关系亲密程度的健康行为传播研究 …… 42

　4.1　研究背景 …………………………………………………………………… 42
　4.2　研究变量和模型构建 ……………………………………………………… 44
　　4.2.1　研究变量描述 ……………………………………………………… 44
　　4.2.2　负二项回归模型 …………………………………………………… 48
　4.3　青少年消极体力活动行为传播分析 ……………………………………… 49
　　4.3.1　青少年样本基本特征 ……………………………………………… 49
　　4.3.2　基于关系范围 ……………………………………………………… 51
　　4.3.3　基于关系亲密程度 ………………………………………………… 54
　4.4　青少年饮食行为传播分析 ………………………………………………… 58
　　4.4.1　基于朋友范围 ……………………………………………………… 58
　　4.4.2　基于朋友关系亲密程度 …………………………………………… 61
　4.5　结论及启示 ………………………………………………………………… 65
　　4.5.1　结论 ………………………………………………………………… 65
　　4.5.2　启示 ………………………………………………………………… 65
　4.6　本章小结 …………………………………………………………………… 66

第5章　对立性健康行为的社会传播研究 ……………………………… 67

　5.1　研究背景 …………………………………………………………………… 67
　5.2　研究变量和模型构建 ……………………………………………………… 69
　　5.2.1　研究变量描述 ……………………………………………………… 69
　　5.2.2　对立健康行为传播模型 …………………………………………… 71

5.3 对立健康行为传播结果 …………………………………………… 72
      5.3.1 研究样本特征分析 …………………………………………… 72
      5.3.2 个体与配偶体力活动行为的相似性 ………………………… 74
      5.3.3 配偶对个体体力活动行为转变的影响 ……………………… 78
      5.3.4 配偶对个体体力活动是否达标的影响 ……………………… 82
   5.4 结论及启示 ………………………………………………………… 83
      5.4.1 结论 …………………………………………………………… 83
      5.4.2 启示 …………………………………………………………… 84
   5.5 本章小结 …………………………………………………………… 85

第6章 被动健康行为对个体健康水平的影响研究 ……………… 86
   6.1 研究背景 …………………………………………………………… 86
   6.2 研究变量和模型构建 ……………………………………………… 88
      6.2.1 研究变量描述 ………………………………………………… 88
      6.2.2 个体健康水平影响模型 ……………………………………… 92
   6.3 实证结果 …………………………………………………………… 92
      6.3.1 研究样本特征分析 …………………………………………… 92
      6.3.2 被动吸烟和污染能源对女性高血压的影响 ………………… 95
      6.3.3 被动吸烟强度对高血压的影响 ……………………………… 98
      6.3.4 污染能源强度对高血压的影响 ……………………………… 99
      6.3.5 不同人群中被动吸烟对高血压的影响 ……………………… 101
   6.4 结论及启示 ………………………………………………………… 103
      6.4.1 结论 …………………………………………………………… 103
      6.4.2 启示 …………………………………………………………… 104
   6.5 本章小结 …………………………………………………………… 104

第7章 结论与展望 ……………………………………………………… 106
   7.1 主要研究成果 ……………………………………………………… 106
   7.2 研究局限和未来展望 ……………………………………………… 108

参考文献 ……………………………………………………………………… 110

图目录

图 1.1　本书的技术路线 ································· 7
图 3.1　中国健康与营养调查数据整群抽样框架 ················ 25
图 3.2　不同关系类型同伴对个体吸烟行为的影响 ·············· 37
图 3.3　不同关系类型同伴对个体饮酒行为的影响 ·············· 38
图 3.4　不同关系类型同伴对个体体力活动行为的影响 ·········· 39
图 3.5　不同关系类型同伴对个体饮食行为的影响 ·············· 40
图 5.1　妻子体力活动达标对丈夫体力活动达标的影响 ·········· 82
图 5.2　丈夫体力活动达标对妻子体力活动达标的影响 ·········· 83
图 6.1　被动吸烟强度对高血压发生率的影响 ·················· 99
图 6.2　被动吸烟强度和污染能源的交互效应 ················· 100
图 6.3　污染能源暴露强度对高血压的影响 ··················· 100
图 6.4　污染能源暴露强度和被动吸烟的交互效应 ············· 101

表目录

表号	标题	页码
表3.1	中国健康与营养调查样本在各年份中的分布情况	26
表3.2	多种健康行为及相关变量定义和说明	27
表3.3	多年份样本基本特征描述	31
表3.4	关系类型统计及分布情况	32
表3.5	社会网络中个体吸烟行为传播结果	33
表3.6	社会网络中个体饮酒行为传播结果	34
表3.7	社会网络中个体体力活动行为传播结果	35
表3.8	社会网络中个体饮食行为传播结果	35
表4.1	青少年消极体力活动及相关研究变量定义和说明	47
表4.2	青少年与同伴关系亲密程度及相关研究变量基本特征	50
表4.3	关系范围(同龄朋友和学校朋友)对青少年消极体力活动的影响	51
表4.4	同龄朋友对男性和女性青少年消极体力活动的影响	52
表4.5	学校朋友对男性和女性青少年消极体力活动的影响	53
表4.6	关系亲密程度对青少年消极体力活动的影响	55
表4.7	同龄朋友亲密程度对男性和女性青少年消极体力活动的影响	56
表4.8	学校朋友亲密程度对男性和女性青少年消极体力活动的影响	57
表4.9	同龄朋友对青少年饮食行为的影响	59
表4.10	同龄朋友对男性和女性青少年饮食行为的影响	59
表4.11	学校朋友对青少年饮食行为的影响	60
表4.12	学校朋友对男性和女性青少年饮食行为的影响	61

表 4.13　同龄朋友亲密程度对青少年饮食行为的影响 …………… 62
表 4.14　同龄朋友亲密程度对男性和女性青少年饮食行为的
　　　　 影响 ……………………………………………………… 63
表 4.15　学校朋友亲密程度对青少年饮食行为的影响 …………… 63
表 4.16　学校朋友亲密程度对男性和女性青少年饮食行为
　　　　 的影响 …………………………………………………… 64
表 5.1　对立性健康行为及相关研究变量定义和说明 …………… 70
表 5.2　对立性健康行为研究变量特征描述 ……………………… 73
表 5.3　配偶对个体积极体力活动的影响 ………………………… 75
表 5.4　配偶对个体（区分性别）积极体力活动的影响 ………… 76
表 5.5　配偶对个体消极体力活动的影响 ………………………… 77
表 5.6　配偶对个体（区分性别）消极体力活动的影响 ………… 78
表 5.7　配偶对个体改变积极体力活动的影响 …………………… 79
表 5.8　配偶对个体改变消极体力活动的影响 …………………… 81
表 6.1　被动吸烟及相关研究变量定义和说明 …………………… 90
表 6.2　被动吸烟及相关研究变量特征描述 ……………………… 93
表 6.3　单变量模型分析结果 ……………………………………… 96
表 6.4　被动吸烟和污染能源使用对高血压的影响 ……………… 97
表 6.5　不同人群分组中被动吸烟对高血压的影响 ……………… 102

第 1 章 绪论

1.1 研究背景

随着工业化、城镇化和老龄化的快速发展和居民生活方式的改变，慢性非传染性疾病，如心血管疾病、癌症和慢性呼吸系统疾病等已成为影响经济社会发展的重大公共卫生问题。2020 年发布的《中国居民营养与慢性病状况报告》指出，中国慢性病患者基数仍将不断扩大，同时因慢性病死亡的比例也会持续增加，2019 年我国因慢性病导致的死亡人数占总死亡人数的 88.5%，其中心脑血管病、癌症、慢性呼吸系统疾病死亡比例为 80.7%，防控工作仍面临巨大的挑战。其中，18 岁及以上居民高血压患病率为 27.5%，糖尿病患病率为 11.9%，对比 2015 年的 25.2% 和 9.7%，均有所上升；高胆固醇血症患病率为 8.2%，40 岁及以上居民慢性阻塞性肺疾病患病率为 13.6%，比 2015 年 9.9% 的患病率有所增加①。据世界经济论坛报道，慢性病不仅对现有的公共卫生系统、政府和家庭带来更大的压力和负担，也严重影响着全球经济社会的发展。2010 年由慢性病引起的全球经济成本估计为 6.3 万亿美元，预计到 2030 年将增加到 13 万亿美元[1]。据世界银行对中国慢性病发展的预测，如果 2010 年到 2040 年，中国心血管疾病死亡率每年降低 1%，相当于产生 10.7 万亿美元的经济价值。因此，分析慢性非传染性疾病的诱发原因是非常重要的。

健康行为正是导致人们产生慢性非传染性疾病的主要因素，比如体力

---

① 数据来源：https://baijiahao.baidu.com/s?id=16870378666151613866&wfr=spider&for=pc。

活动不足、不健康饮食、吸烟和有害饮酒等。流行病学的研究也发现，可改变的健康行为是导致慢性病发生和发展的主要原因，它们对慢性病的作用贡献率达到60%以上。除此之外，不健康饮食、吸烟和饮酒行为也是造成慢性病的主要因素。随着社会进程的变化，导致慢性疾病的相关风险因素也在急剧增加。在中国发展环境下，伴随着过去30年国民经济的快速增长，健康行为也正以前所未有的速度发展着，而这些健康行为的增加对中国居民健康的影响将进一步加剧慢性病在国家卫生保健体系改革中所造成的巨大挑战。世界卫生组织在第66届世界卫生大会上明确了"2025年慢性非传染性疾病造成的过早死亡率减少25%"这一战略目标。与此同时，世界卫生组织更明确的目标是把干预个体健康行为作为实现上述目标的主要策略和手段，其中包括：到2025年体力活动不足减少10%、食用盐摄入量减少30%、烟草使用减少30%、有害饮酒减少10%，并保证糖尿病、肥胖人群零增长[2]。因此，通过对个体健康行为因素进行研究和干预以对慢病进行预防和控制已经成为国内外的共识。

为了减少慢性非传染性疾病的发病率和致残率，同时为了降低疾病负担，以提高人们的身体和心理健康，中国地方政府和各机构之间合作开展了一系列活动，例如，《健康北京行动（2020—2030年）》和"健康素养促进行动"等。在《"健康中国2030"规划纲要》中，国家提出了全国"实施慢性病综合防控战略"这一任务，同时明确了"降低慢性病引起的过早死亡率"的发展目标。然而，虽然在"十三五"期间慢性病防治工作有重大的进展，但全社会对于它的重视程度仍然很低，目前中国的慢性病防治形势仍然很严峻。在《中国防治慢性病中长期规划（2017—2025年）》中，表明了中国慢性病防治工作仍然面临诸多问题和调整，尤其要高度重视健康管理的重要性，以控制慢性病相关危险因素，如以个体健康行为为重点，以健康促进为手段，在全国各省各区深入开展"三减三健""适量运动""控烟限酒""心理健康"等专项行动，从而争取到2025年，经常参加体育锻炼的人数为5亿，15岁以上人群的吸烟率为20%以内，全国居民整体健康素养水平为25%①。在《健康中国行动（2019—2030年）》

---

① 数据来源：http://www.nhfpc.gov.cn/jkj/s5878/201704/e73c1934c7f84c709e445f01bf832b17.shtml?from=singlemessage。

的 15 个专项行动中，慢性病防治专项行动占了 4 个，还有 6 个有关健康影响因素干预专项行动。推进健康中国建设的新征程已箭在弦上，必须将健康融入所有政策。

因此，对于我国居民的健康行为的研究已经刻不容缓。尤其在国家提出了整体规划政策的前提下，研究者们需要对健康行为影响因素及其相互作用机制进行深入探究，以便于提出更合理的健康行为干预策略，为国家制定慢性病控制政策提供理论基础。此外，对个体健康行为干预是未来慢性病干预和防治工作的重要切入点，与之相关的健康行为影响因素研究及其对健康影响研究也逐渐成为医疗服务管理者和学术界关注的重点和热点。

1.2 研究目的和意义

健康行为，如体力活动不足、不健康饮食、吸烟和饮酒是心脑血管疾病、癌症和慢性呼吸系统疾病等慢性疾病迅猛发展的主要原因。国内外关于慢性病防控和干预的实践表明，在慢性病如糖尿病的预防和前期治疗过程中，药物干预不是最佳选择，通过改变个体的健康行为，比如积极参与休闲时间体力活动和健康饮食，才能有效地减少慢性病的发病率和过早死亡率。基于以上考虑，本书从社会网络角度出发，研究社会网络中健康行为，如体力活动、饮食、吸烟和饮酒的传播规律和由此引起的健康不平等性，对推动慢性病干预和防治工作的发展和完善，提高全民的健康素养和健康水平具有重要的意义。

（1）理论意义

本书基于社会网络理论，建立新的连接社会网络和健康行为的启发式模型，通过社会网络分析方法和纵向数据分析等计量经济学方法，研究我国居民的健康行为在社会网络中的传播。首先，基于社会网络的健康行为的分析，研究发现健康行为在社会网络中具有传播现象。当同伴采取一种健康危害行为时，个体采取该行为的可能性会被大大提升。其次，人与人之间的交互是一个非常复杂的过程，在这一过程中可能会受到许多因素的影响，比如，个体所具有的社交关系类型和不同关系的亲密程度等。最后，人与人之间行为的交互过程可能涉及多种不同的行为，甚至是相反的两种行为，比如个体的积极体力活动和消极体力活动。而目前在这些方面的理论研究还存在一定的不足，还需要进一步深入地探索。本书就不同社会关系类型及其关系的亲密程度对个体健康行为的影响方面、对立性健康行为的社会化传播方面和被动健康行为对个体健康影响方面分别进行了深入研究。这在一定程度上丰富和完善了社会网络的结构性和功能性属性在健康行为中的理论研究和方法体系。

（2）现实意义

随着工业化、信息化和城镇化的发展，人们的生活方式也发生了巨大变化，整个人群的积极体力活动减少，而消极体力活动如网络浏览和网络购物等静坐活动水平大幅增加。外卖快餐等商业模式的发展，随之带来的是高脂肪、高热量食品的摄入。消极体力活动和不健康饮食等健康相关行为都极大地影响着人们的健康水平，而这些健康行为在人群中又具有高度的传播性。比如，个体的消极体力活动行为可能会引起其朋友，甚至是朋友的朋友的消极体力活动行为，进而引发整个人群中消极体力活动行为的流行。因此，本书以推进健康中国建设，加强慢性病干预和防治为背景，以影响慢性病发生和发展的主要影响因素，即可改变的健康行为如吸烟、饮酒、体力活动和饮食为研究对象，研究社会网络中健康行为的传播及其影响因素和由此引起的健康不平等性。从个体层面来说，健康高于一切，没有健康的身体，一切都是空想空谈。本书对于促进个体健康行为的改变和促进个体健康管理都具有非常重要的意义。从社会层面来说，通过研究社会化背景下网络效应引起的健康行为流行特性及其影响因素，对于减少由健康行为引起的一系列社会问题和制定基于人群的健康行为的干预以维持社会和谐稳定具有十分重要的意义。从国家层面来说，目前中国仍面临多重疾病威胁并存、多种健康影响因素共存的复杂局面，且慢性疾病的防治工作也迫在眉睫。如果不能有效地解决这些问题，不仅会严重影响人们健康，还会阻碍社会经济的可持续发展。

1.3 研究内容与技术路线

在国内外关于个体健康行为研究的基础上，本书运用社会网络理论和纵向数据分析等方法和模型，研究了四种健康行为在社会网络中的传播，主要包括吸烟行为、饮酒行为、体力活动行为和饮食行为；从关系类型、关系范围和关系亲密程度三个层面探讨了社会关系对个体健康行为的影响；从积极体力活动和消极体力活动角度，分析了对立性健康行为的社会化传播；最后，进一步研究了被动健康行为对个体健康水平的影响。本书的具体研究内容如下。

（1）基于不同关系类型的多种健康行为传播研究

个体的健康行为是有很多因素引起的，比如生物因素和环境因素。然而，人们是嵌入在社会网络中的，人与人之间的互动对个体的行为和健康都有着非常重大的影响。比如，体力活动行为，当个体社交关系中有人积极参与休闲体力活动时，个体很有可能受同伴的影响参与体力活动以提高个体健康水平。另外，不同的社会关系类型同伴对个体行为的影响也可能是不同的。基于此，本书利用中国健康与营养调查近20年纵向数据，通过构建广义估计方程模型研究了健康行为在社会网络中的传播。这里考虑了体力活动行为、饮食行为、吸烟行为和饮酒行为。同时，本书还考虑了个体不同时点行为的相关性、个体和同伴行为的同质性和同伴诱导性在健康行为采取中的重要性。进一步地，分析了不同社会关系类型如夫妻关系、父子关系、母子关系、兄弟姐妹和朋友关系下，同伴对个体上述四种健康行为影响的差异。

（2）基于关系范围和关系亲密程度的健康行为传播研究

社会关系如父母亲和朋友对个体采取的健康行为具有十分重要的影响。另外，不同社会关系类型和其关系亲密程度对个体健康行为的影响也是不同的。比如，青少年的个体网络包括其父母亲和朋友等多种社交关系。其中，父母亲的某种健康行为可能会影响青少年相应的行为；而朋友也可能会影响着青少年的健康行为。同时，青少年对不同关系下行为的主观倾向性也可能影响其行为的发展。此时，一个非常重要的问题是，在父母亲和朋友的共同影响下，青少年的健康行为究竟会如何发展。因此，在了解社会网络中健康行为具有传播性的基础上，本书以青少年为研究对象，基于关系类型分析不同社会关系对青少年消极体力活动行为的影响，基于关系范围研究学校朋友和同龄朋友对青少年消极体力活动的影响。最后基于不同关系亲密程度进一步分析父亲、母亲和朋友对青少年消极体力活动行为的影响。此外，对青少年不健康饮食作为进行敏感性分析，进一步揭示社会关系三个层次的因素对个体行为的影响。

(3) 对立性健康行为的社会传播研究

社交关系对个体的健康行为如体力活动、吸烟、饮酒和饮食行为都有着显著的影响，且不同关系类型对个体健康行为的影响是不同的。然而，现有的研究仅单一考虑某种健康行为的传播，而忽略了健康行为间的交互作用。比如，个体的积极体力活动和消极体力活动，积极体力活动如球类运动等能够促进个体健康水平的提高，而消极体力活动如网络浏览等则对个体健康有着负向的影响。因此，探讨影响个体的积极体力活动和消极体力活动的因素有助于提高个体体力活动水平，进而提高社会的公共健康水平。因此，本书从积极体力活动和消极体力活动两种对立性健康行为视角出发，研究了个体与其配偶之间健康行为的相似性；通过分析个体和配偶 7 年时间内体力活动的变化，纵向分析了配偶对个体对立性健康行为转变的影响；进一步地，考虑了三种不同场景下，配偶对个体体力活动的影响是否达到世界卫生组织建议标准。

(4) 被动健康行为对个体健康水平的影响研究

社会关系如父母亲和朋友对个体的健康行为都具有显著的影响。比如，吸烟行为，同伴的吸烟行为增加了个体吸烟的可能性。然而，当个体拒绝吸烟时，同伴的吸烟行为也可能会对个体的健康水平有着巨大影响。因此，对个体来说，这种被动的健康行为所带来的健康影响可能也是非常显著的。基于此，本书采用社会关系中父母亲和配偶的吸烟情况来描述女性的被动吸烟行为，同时考虑了家庭污染能源的使用情况，运用单变量、多变量和交互 Logistic 模型，研究非吸烟女性被动吸烟行为和家庭污染能源的使用所引起的室内环境污染及其交互对女性高血压的影响，进一步分析了上述两种行为不同暴露强度对女性高血压的影响和由此引起的健康不平等性。同时，研究了不同居住区域和不同年龄层下的被动健康行为对女性健康的影响。

根据本书的研究内容和研究思路，本书的技术路线如图 1.1 所示。通过对国内外健康行为相关文献的分析，结合健康行为实际问题，归纳和整理现有研究中存在的不足。在此基础上，运用社会网络理论和纵向数据分析等方法和模型，研究社会网络中吸烟、饮酒、体力活动和饮食四种行为的传播。同时，考虑同质性、诱导性和混淆因素对个体健康行为的影响。为了进一步研究各种因素对人与人之间行为交互的影响，从社会关系三个因素对个体采纳健康行为方面、对立性健康行为的传播方面和被动健康行为对个体健康水平的影响方面展开了深入的研究。

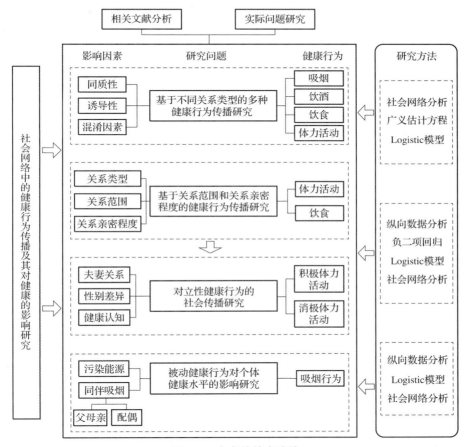

图 1.1　本书的技术路线

在基于关系范围和关系亲密程度的健康行为传播研究中，我们以青少年为研究对象，以父亲、母亲和朋友为主要的社会关系。首先考虑了父亲、母亲和朋友三种不同的社会关系对青少年消极体力活动的影响。基于朋友定义范围，又考虑了两种不同的朋友类型如学校朋友和同龄朋友对青少年消极体力活动的影响。其次，进一步考虑了不同关系亲密程度下，父亲、母亲和朋友对青少年消极体力活动的影响。最后，考虑不同朋友和朋友关系强度对青少年饮食行为的影响，进而与朋友对青少年体力活动影响做比较。在对立性健康行为的传播方面，我们以夫妻关系为主要的社交关系，从消极体力活动和积极体力活动两种对立性行为出发。首先分别分析了夫妻关系对个体积极体力活动和消极体力活动的影响，同时，考虑了个体自身的消极或积极体力活动对其积极或消极体力活动的影响。其次，纵向分析了配偶对个体的消极或积极体力活动随时间变化的影响。最后，基于世界卫生组织建议的体力活动标准，进一步分析了夫妻关系对个体体力活动达标的影响。在被动健康行为对个体健康水平的影响方面，通过社会关系中父母亲和配偶的吸烟情况来描述女性的被动吸烟行为，研究这种被动吸烟行为对女性高血压的影响，进一步考虑了被动吸烟强度对个体健康水平的影响。同时，考虑了家庭污染能源使用行为，研究被动吸烟行为和污染能源使用以及二者的交互效应对女性健康的影响。

1.4　主要创新点

本书针对慢性非传染性疾病这一重要的社会问题，基于相关理论，采用实证分析方法，研究个体之间健康行为的相互影响及行为在传播过程中对人们健康水平的影响。具体来说，本书的主要创新点包括以下几个方面：

第一，构建了基于社会网络的健康行为传播模型，突出了诱导性在行为传播中的重要作用，强调了社会关系类型对健康行为影响的差异。

本书的模型考虑了个体在不同时间点的行为相关性、和同伴的同质性等，进而分析了诱导性在社会网络中健康行为传播中的重要性。同时，本书还强调了不同社会关系类型对健康行为影响的差异。研究结果表明，健康保护行为和健康有害行为在社会网络中均以可量化的方式进行传播，且这一传播过程受到同伴诱导性的影响。随着社会关系类型的变化，健康行为的传播也会发生巨大的变化，在某些特殊关系上行为传播完全消失，甚至变为反向作用。

第二，拓展了社会关系因素，将社会关系分为三个层次——关系类型、关系范围和关系亲密程度，揭示了关系范围和关系亲密程度对青少年健康行为的重要影响。

区别于现有研究仅从社会关系对个体健康行为影响角度，本书不仅考虑了社交关系类型，同时考虑了关系范围和关系亲密程度两个重要影响因素。基于上述模型，从父亲、母亲和朋友三种关系类型，同龄朋友和学校朋友两种朋友范围，青少年对父母亲和朋友的主观在意程度三个层面，分析社会关系因素与青少年消极体力活动之间的关系。此外，本书通过对青少年不健康饮食行为进行敏感性分析，进一步揭示了社会关系三个层次的因素对个体行为的影响。

第三，建立了对立性健康行为的社会化传播模型，构建了三个视角上的同伴影响作用，强调了配偶对个体健康行为的长期影响。

该模型考虑了个体的积极体力活动和消极体力活动两种对立性行为，并从夫妻之间健康行为的相似性、配偶健康行为的改变对个体健康行为改变的影响、配偶达到世界卫生组织推荐的健康行为标准对个体达标的影响这三个视角，分析了个体对立性健康行为在夫妻关系中的传播过程。研究结果表明，个体和配偶的健康行为和行为转变存在着非常显著的相似性。然而，配偶对个体体力活动达标的影响具有时效性，其早期的达标行为对个体的影响并不显著。

第四，构建了同伴导致的被动吸烟行为和家庭污染能源使用对个体健康水平的交互影响模型，强调了个体被动吸烟行为与污染能源使用对女性高血压的加成作用。

与现有研究仅考虑同伴对个体健康行为的影响不同，本书强调了同伴的健康行为对个体健康水平的影响。通过社会关系中父母亲和配偶的吸烟情况来描述女性的被动吸烟行为，运用单变量、多变量和交互 Logistic 模型研究了被动吸烟和污染能源使用及其二者的交互对女性高血压的影响；此外，本书进一步分析了两种污染强度对女性健康的影响。研究结果表明，被动吸烟和家庭污染能源对女性高血压均具有显著的正向影响，且两者影响具有加成效应。

1.5　本书的结构安排

本书针对社会网络中我国居民健康相关行为的传播现象及其对个体健

康水平的影响进行了实证分析和研究。为了分析上述研究内容，本书共分为 7 个章节，具体安排如下：

第 1 章阐述了本书的研究背景、研究目的和研究意义，并介绍了本书的研究内容、技术路线和主要创新点。最后，给出本书的结构安排。

第 2 章阐述了健康行为问题现状，并从健康行为的主要研究问题如健康行为的流行趋势、影响因素和健康行为对慢性疾病的影响三个方面和社会网络在个体行为中的应用研究进行了详细的梳理和总结。最后，分析了现有研究对本书的启示。

第 3 章分析了我国居民四种健康行为如吸烟、饮酒、体力活动和饮食在人群中的传播现象，同时考虑了同质性、诱导性和混淆因素在个体健康行为采取中的重要性。本章研究结果强调了健康行为的传播性，这也为后续章节的研究打下了基础。

第 4 章基于青少年多种社交关系角度，分析了不同关系类型和关系范围在同伴对青少年消极体力活动的影响中的差异性，进一步考虑了不同关系的亲密程度对青少年消极体力活动的影响。因此，本章的研究在一定意义上也是对第 3 章内容的补充。

第 5 章从个体积极体力活动和消极体力活动视角出发，分析了两种对立性行为在个体社交关系如夫妻关系中的传播过程，同时，还考虑了个体的健康认知水平，并分析了性别的差异性。此外，本章研究基于社会关系的对立性行为的传播也是对上述章节研究健康行为传播性的进一步探索。

第 6 章考虑了社交同伴的健康行为和家庭污染能源使用行为对个体健康水平的影响，并进一步分析了两种行为对个体健康的交互效应。最后，对不同居住区域和不同年龄组进行了主效应和交互效应的回归，以探索人群中最容易受影响的对象。本章基于被动健康行为视角研究也是对社会网络中健康行为研究的拓展。

第 7 章对本书的所有内容进行了总结，并对后续的研究工作进行了展望。

第 2 章 文献综述

2.1 健康行为概述

健康行为也可以称为健康相关行为,是人类行为的一种形式。随着人们对健康认知的深入,健康行为的内容也在不断地丰富和完善。Kasl 和 Cobb 最早提出了健康行为的概念[3],他们认为,个体为了预防疾病的发生所采取的一系列行为和在疾病发生的初期所采取的行为都是健康行为。随后,学者们也对健康行为进行了深入的研究。Duffy 等研究者定义健康行为是个体采取的有利于其自身健康的行为,包括有意识的和无意识的健康行为[4]。Pender 等研究者定义健康行为是个体为维持自身健康或促进健康以实现自我满足而采取的一些健康相关行为,包括健康责任、健康运动和锻炼以及健康饮食等方面的行为[5]。近年来,随着学者们对健康行为研究的进一步深入和对健康行为内容的细分[6-8],我们可以把健康行为分为两个部分:健康保护行为和健康危害行为。健康保护行为可以包括健康饮食、遵医行为和积极就医行为,而健康危害行为可以包括吸烟行为、有害饮酒行为、不健康饮食和滥用药物等行为。

在对健康行为的研究方面,一些研究者从健康保护行为角度展开[9,10]。比如,积极体力活动,包括个体在休闲时间参与的跑步、游泳和各种球类运动等,且已被证明对人们的健康有显著的正向影响[11]。也有一些学者从健康危害行为角度展开[12],比如消极体力活动,包括看电视、网上浏览和购物等静坐活动,对人们的健康有显著的负向影响[13]。这些行为可能是有意识的或无意识的,但通过改变健康危害行为,促进健康保护行为,可以有效地提高个体的健康水平。通过对健康行为的研究和干预以减少慢性非传染性疾病的发病率和过早死亡率也是非常重要的,因此,对个体健康行为的研究一直是国内外学术界研究的热点和重点。

随着中国社会化进程的快速发展,健康行为如缺乏体力活动、不健康饮食、吸烟和有害饮酒等也正以前所未有的速度爆发着。据 2020 年《中国居民营养与慢性病状况报告》可知,全国成年居民超重肥胖超过 50%,15 岁及以上居民吸烟率超过四分之一,非吸烟者的二手烟暴露率为 68.1%,饮酒者中几乎每天饮酒的比例为 19.9%。随着人们生活方式的巨大改变,消极体力活动如长时间的静坐等行为和高脂高能量食物的摄入量等不健康饮食行为也显著增加。由此可知,这些健康行为的变化对中国居民健康水平的影响,进一步加剧了国家在卫生保健体系改革中所面临的巨大挑战。

2.2　健康行为主要研究问题

随着全球慢性非传染性疾病的发病率和死亡率的增加,基于健康行为的研究和干预不仅在发达国家得到重视,在发展中国家也得到了高度重视。Short 和 Mollborn[14]已对基于健康行为的研究做了详细的文献综述,大部分关于健康行为的研究主要在健康行为的流行趋势、健康行为的影响因素和健康行为对健康的影响三个方面展开。

2.2.1　健康行为的流行趋势

随着慢性非传染性疾病在全球的暴发和流行,不同国家和地区的学者们展开了对慢性疾病及其健康行为的现状和流行的研究。关于健康行为流行现状的研究主要从个体的体力活动行为[15]、不健康饮食行为[16]、吸烟行为[17]和饮酒行为[18]四个方面展开。比如,Bassett 等研究者利用美国国家青少年风险行为检测数据和其他部门相关数据,研究了青少年积极体力活动行为如休闲时间球类运动和消极体力活动行为如网络游戏等静坐行为的变化[19]。Ng 等研究者利用中国健康与营养调查纵向数据,从个体的工作时间体力活动、上下班交通中的体力活动、家务体力活动、休闲时间积极体力活动和消极体力活动等方面，对中国 18~60 岁男性和女性的体力活动的变化做了深入的探讨[20]。通过分位数回归模型研究发现，男性和女性的工作时间体力活动随着城镇化进程的发展而呈下降趋势。Du 等研究者研究了中国居民谷类食物、动物性来源食物如鱼等和外卖零食等饮食行为随时间的变化情况[21]。Giovenco 等研究者从不吸烟人群、目前不吸烟且有吸烟史的人群和一直有吸烟行为的三类人群角度，探讨了电子烟在上述三种人群中的流行，以及电子烟使用对上述三种人群的吸烟行为的变化的影响[22]。Breslow 等研究者通过美国国家老年人群健康调查数据，从从未有饮酒行为的人群、有过饮酒行为人群和有过度饮酒行为的人群角度，分析了 60 岁及以上老年人饮酒行为随时间的变化情况[23]。

同时，学者们对健康行为在不同地区、不同年龄层和不同性别人群中的流行现状也进行了非常深入的研究，并取得了一定的成果[24,25]。比如，Hallal 等研究者通过收集的 122 个国家 15 岁及以上成人体力活动数据和 105 个国家 13~15 岁青少年的体力活动数据，对不同国家、不同年龄层和不同性别人群中的体力活动行为进行了深入的分析。研究结果表明，人们的消极体力活动水平随着年龄的增加而增加，且女性消极体力活动水平高于男性，高收入国家的平均消极体力活动水平高于低收入国家[26]。李镒冲等研究者根据 2010 年全球疾病负担调查数据，对影响我国慢性疾病的发生和发展的体力活动不足、不健康饮食、吸烟和饮酒行为的流行现状和其在男性和女性人群中的差异进行了深入的分析和探讨[27]。陈伟伟等研究者根据《中国心血管病报告 2016》研究了我国居民的健康相关行为随时间变化的趋势和其在不同年龄和性别人群中的差异性[28]。Andrade 等研究者利用巴西圣保罗健康调查数据，研究了青少年、成人和老年人群中的饮食行为的变化，研究发现，不健康饮食行为在三个人群中呈现上升的趋势。相比于老年人群，青少年的不健康饮食行为更严重[29]。

2.2.2 健康行为的影响因素

在对个体健康行为影响因素的研究中，一些学者主要关注自我效能和社会支持对个体健康行为的影响[30,31]。例如，Fernández 等研究者研究了自我效能对果蔬摄入量的影响是否由个体的饮食意向调节，以及这种激励过程是否受到社会支持的影响。研究结果发现，个体的饮食意向在自我效能对果蔬摄入量的影响中起调节作用，且社会支持和自我效能的交互显著地影响着个体的饮食意向[32]。Pyper 等研究者把家庭支持行为分为动机性、工具性、监管性和适应性四类，并研究了不同类型家庭支持行为对儿童积极体力活动行为、消极体力活动行为和不健康饮食行为的影响[33]。Lakon 等研究者利用美国国家青少年健康调查数据，构建基于 Actor 的随机选择模型，研究了父母支持、父母监督和家庭父母吸烟环境等因素对青少年朋友关系的形成和吸烟行为的影响[34]。在流行病学和行为干预研究中，研究者们发现了社会网络对不同人群体力活动行为的影响[35]。

随后，学者们就个体的社会网络中的社交关系对个体健康行为的影响展开了深入的研究。Norton 等研究者通过利用 Probit 模型和两阶段工具变量模型，最早研究了青少年网络中同伴吸烟行为对青少年吸烟行为的影响[36]。林丹华等研究者通过对个体的饮酒行为、家庭父母亲的饮酒行为和朋友饮酒行为分析，研究发现了父母亲和朋友对青少年饮酒行为的相对影响力[37]。陈丽华等研究者也研究了朋友饮酒行为对个体饮酒行为的影响，并发现了饮酒动机在朋友饮酒行为对个体饮酒行为中的中介作用[38]。Sawka 等研究者利用元分析方法，研究了社会网络中朋友的积极体力活动行为和消极体力活动行为对儿童和青少年积极体力活动行为和消极体力活动行为的影响。研究结果表明，朋友的积极体力活动行为对儿童和青少年的积极体力活动行为有着显著的正向影响，而没有发现朋友的消极体力活动和青少年的消极体力活动之间的关系[39]。Mays 等研究者通过对 14～17 岁青少年 6 年的跟踪调查数据，利用潜在类分析模型研究了个体从青春期到青年期吸烟的轨迹，并采用 Logistic 回归模型研究了家庭父母亲吸烟行为对青少年吸烟行为模式的影响。研究结果发现，父母吸烟和对尼古丁依赖行为对青少年早期经常吸烟行为有着显著的正向影响，而父母目前的非尼古丁依赖行为和先前的吸烟行为则对青少年吸烟行为影响不显著[40]。Edwards 等研究者通过定量的研究方法研究了朋友和兄弟姐妹这两种不同的社会关系对儿童积极体力活动行为和消极体力活动行为的影响，研究结果表明，朋友和兄弟姐妹对儿童的积极体力活动行为和消极的体力活动行为都有显著的影响，但二者对儿童的影响存在显著的差异[41]。

同时，许多学者从社会网络的网络特性对个体健康行为的影响方面也展开了深入的研究，并取得了丰硕的成果。比如，Macdonald-Wallis 等研究者基于元分析的方法，从同伴在社会网络中的地位角度出发，研究了基于不同网络地位的同伴的体力活动行为对青少年体力活动行为的影响[42]。张镇和郭博达从社会网络中选择过程如同伴关系的形成和解除、社会网络的影响过程如同伴行为对个体行为的影响两个角度，对国内外关于社会网络中个体健康相关行为的研究进行了综述[43]。Christakis 等研究者利用 12 067 个人组成的网络，研究了个体在社会网络中的不同位置、网络距离和社会距离以及不同关系下同伴的吸烟行为对个体吸烟行为的影响的差异性[44]。Huang 等研究者通过固定效应模型基于线下网络中朋友饮酒行为和吸烟行为、线上网络中朋友饮酒行为和吸烟行为两个角度，研究同伴效应对青少年健康相关行为的影响，并提出相应的建议[45]。Rovniak 应用概念性模型研究了线上和线下两种不同社会网络中同伴的体力活动行为对个体体力活动行为的影响[46]。

此外，一些学者也从生态学的角度就个体、家庭和社会环境对个体健康行为的影响展开了进一步的探讨。比如，Li 等研究者通过利用美国国家代表性数据，纵向分析了个体从青少年时期到初进入成人时期过程中，个体因素、社会因素和环境因素对其体力活动行为的影响。研究发现，青少年的体力活动水平呈下降趋势，朋友的体力活动行为、父母亲的支持和个体的体力活动计划都对个体的体力活动行为有着显著的正向影响[47]。Kuipers 等研究者通过多元线性回归模型，考虑了个体特征、社交网络中同伴的吸烟行为和学校环境吸烟情况，研究了个体因素、同伴因素和环境因素对个体吸烟行为的影响，且考虑了基于不同国家和学校的影响的差异性[48]。褚成静和董树平利用分层随机抽样的方法，研究了大学生个体吸烟认知、同伴吸烟行为和家庭环境对个体吸烟行为的影响[49]。何玲玲等研究者利用中国知网、万方、Google 学术和 Science Direct Online 四个数据库中关于儿童体力活动和肥胖研究的文章的数据，从社会生态学模型视角，研究了个体因素如性别、年龄和生活习惯等，社会因素如家庭环境、学校环境等，环境因素如社区公共设施、社区居住密度等三个方面对我国儿童和青少年体力活动行为的影响[50]。

2.2.3 健康行为对慢性疾病的影响

许多慢性非传染性疾病如高血压、糖尿病、肥胖症、心血管疾病等的发生和发展主要是受个体健康相关行为的影响，如体力活动[51]、不健康饮食行为[52]、吸烟行为[53]和过度饮酒行为[54]。Thun 等研究者利用 50 年的美国跟踪调查研究了美国居民的吸烟行为对其健康的影响，研究结果表明，居民长期的吸烟行为增加了其患慢性阻塞性肺疾病、中风等 5 种疾病的发生率[55]。Wu[56]等研究者利用风险比例模型研究了个体的吸烟行为、每日吸烟的持续时间以及每日吸烟强度对其患癌症和心血管疾病的影响。特别地，不健康的饮食行为和体力活动的减少是导致成人和儿童体重增加、超重，甚至肥胖的主要原因，进而潜在地影响着现代疾病如冠心病和 2 型糖尿病的发生[57]。倪国华和郑风田利用 1989—2009 年中国健康与影响调查混合横截面数据，分析了 9 155 个 6~14 岁儿童健康认知、饮食偏好、家长引导和"洋快餐"摄入量对其肥胖和患病概率的影响[58]。Ladabaum 等研究者利用美国健康和营养调查数据，分析了男性和女性成年人肥胖、腹型肥胖、体力活动和卡路里摄入量的变化趋势，并进一步研究了积极体力活动和饮食行为对其体重增加和肥胖的影响。研究结果表明，与有积极体力活动行为的人群相比，无休闲体力活动的人肥胖的可能性增加，而卡路里摄入量对肥胖的影响并不显著[59]。Piirtola 等研究者利用芬兰 35 年的跟踪调查数据，通过多变量多阶段线性回归模型研究了成年男性和女性体力活动不足与身体肥胖指数的关系。研究结果表明，体力活动减少可能会使个体身体肥胖指数平均增加 1.4 kg/m^2[60]。Reiner 等研究者利用 5 年的跟踪调查数据，研究了 18~85 岁成年人的体力活动行为对个体体重、肥胖、冠心病和 2 型糖尿病的长期效应[61]。

随后，也有一些学者从多种健康行为的角度研究个体健康行为对其健康的影响。Loef 等[62]利用元分析技术研究了多种健康相关行为，如个体的吸烟行为、体力活动行为、不健康饮食和有害饮酒行为对个体健康的影响，研究结果表明，三种及其以上健康相关行为对居民死亡率有协同效应。Shi 等研究者利用上海市中年和老年男性的生活习惯、饮食习惯和疾病史信息等调查数据，通过构建比例风险模型研究了男性中老年人的体力活动行为、吸烟行为和饮酒行为对其健康的影响。研究结果表明，积极的体力活动行为和适量饮酒行为对男性患 2 型糖尿病有显著的负向影响，而吸烟行为对中年和中老年男性 2 型糖尿病有显著的正向影响[63]。还有些学者研究了个体健康相关行为和其同伴健康相关行为及其交互引起的健康问题。例如，Wang 等研究者通过搜寻 PubMed、EMBASE、Cochrane Library 和 Web of Science 四类数据库中与被动吸烟相关的文献，运用元分析方法研究发现，被动吸烟对个体 2 型糖尿病的发生具有显著的正向影响[64]。

另外，一些学者还发现健康行为不仅影响着个体的身体健康，也对个体的心理健康和幸福感有重要的影响[65]。Piper 等研究者通过纵向数据调查研究了吸烟行为的终止对个体生活满意度和幸福感的影响。研究结果表明，和继续吸烟人群相比，戒烟有助于提高个体整体的幸福感和生活的满意度[66]。Luger 等研究者通过固定效应模型分析了个体的吸烟行为对其沮丧情绪的影响。研究结果表明，与不吸烟者和先前的吸烟者相比，当前的吸烟者更有可能产生沮丧的情绪[67]。张冲和张丹利用 2011 年中国健康与养老追踪调查数据，研究发现，老年人的吸烟行为对其身体和心理健康有重要的影响[68]。另外，个体健康相关行为影响着个体的身体和心理的健康，影响着慢性疾病的发生，而且也会直接或间接地影响着医疗资源的利用和经济负担[69,70]。Zhang 和 Chaaban 通过成本—疾病方法，评价了由体力活动缺乏引起的间接的医疗成本如医疗支出、交通费用等和直接成本如由生病请假、身体损害所引起的机会成本[71]。Khokhawalla 等研究者利用 2011 年哮喘病人数据，通过多元 Logistic 回归模型研究了个体的吸烟行为对医疗资源利用情况的影响。研究结果发现，与不吸烟人群相比，吸烟人群访问急诊部门的概率增加[72]。

2.3 社会网络在行为研究中的应用

2.3.1 社会网络概述

社会网络概念最初是由人类学家布朗提出的，他在研究文化因素如何影响有界群体成员行为的影响问题时，使用了社会网的概念[73]。Wellman

和 Berkowitz 把社会网络的概念引入了系统研究中，他们认为，可以把社会网络看成是由个体间的社会关系构成的相对稳定的系统[74]。随后，学者们也从不同的角度对社会网络进行了定义。社会网络是一种由现实存在的个体或组织及其交互形成的关系组成的网络。由此可知，社会网络主要有网络中的个体或组织以及连接个体或组织的关系两个重要的因素。

个体或组织在社会网络中的位置对个体的行为或信息的传播具有非常重要的影响作用。Aral 和 Walker 通过随机网络实验对 Facebook 新老用户产品使用情况的分析，研究了网络中有影响力的个体或易受感染的个体的存在。研究结果表明，年轻用户比年老用户更易于受感染，男性比女性更具有影响力，而女性对男性的影响大于女性对其他女性的影响。同时，研究也发现，已婚个体是最不易受感染的。通过对于网络结构相关的影响力和易受感染力的研究发现，与无影响力的人群相比，有影响力的个体是最不易受感染的[75]。Hinz 等研究者利用学生朋友网络数据，从有向网络和无向网络角度出发，研究了网络类型对用户购买新产品的影响。研究结果发现，与现有的研究不同，只有在有向网络中才能通过影响有影响力的个体新产品的购买，从而影响更多的人购买该新产品[76]。Marks 等研究者利用 11~13 岁青少年的健康行为调查数据，研究了青少年朋友网络特征对其健康行为的影响。研究结果发现，拥有朋友个数较多的个体，更易受其朋友的影响，从而积极参与体力活动，且这种影响在男孩和女孩中存在显著的差异[77]。

同时，研究者也从关系角度研究了社会网络对个体行为的影响。Matos 等研究者通过利用工具变量方法，研究了朋友购买苹果手机对自己购买手机的影响。研究结果发现，当朋友购买苹果手机后，个体购买苹果手机的可能性增加[78]。Fortin 和 Yazbeck 利用美国青少年调查数据，通过构建的两阶段模型，研究了朋友的饮食行为对个体的饮食行为和体重指标的影响。研究结果发现，朋友的不健康饮食行为对青少年的不健康饮食行为有着显著的正向影响，进而影响着其体重的增加[79]。Schaefer 等研究者利用美国青少年健康调查数据，通过随机模型研究了个体的体重对朋友关系形成的影响。研究发现，与超重个体相比，不超重人群被选为朋友的可能性更大[80]。Nie P 等研究者利用中国健康与营养调查数据，以 3~18 岁儿童和青少年数据，通过工具变量模型研究了同伴对儿童和青少年肥胖的影响。研究结果表明，朋友的体重对个体的体重有着显著的影响。同时，研究还发现，农村地区和女孩更易受其同伴的影响[81]。

2.3.2 社会关系对个体行为的影响

随着社会网络理论的逐步发展和完善，基于社会关系的个体行为研究在社会学、管理学和教育学等领域受到了越来越多的关注。Lü 等研究者认为，人类在社会网络中的传播活动可以大致分为两类：一类是需要个体之间进行身体接触的传染病的传播；另一类是信息的传播，包括个体观点的传播，产品购买行为的传播等。在此基础上，Lü 等人提出了新的模型以区分疾病传播和信息传播的不同之处[82]。与此同时，很多学者就社会网络在疾病传播中的研究也进行了深入的探讨[83]。Ruan 等研究者基于构建的 SIR 传染模型，研究了个体自我保护意识在流行病传播中的影响[84]。Scatà 等研究者评价了多层网络中不同经济社会水平下的个体异质性和意识的动态变化对传染病传播的影响。文中利用多个不同来源和不同类型的数据信息，通过提出的一个新型模型研究了如何在经济危机的条件下延缓传染病疫情的暴发和增加节点的弹性[85]。

同时，越来越多的学者针对社会网络中信息传播展开丰富的研究，并取得了一些比较傲人的成果。Bapna 和 Umyarov 通过随机场景实验证明了基于同伴之间的信息传播对顾客产品购买行为的影响。研究结果表明，当周围的同伴购买了某种产品后，个体购买该种产品的可能性会相应增加[86]。Chen 等研究者利用证据理论和信息传播模型，分析了信息传播中存在的三种效应对不透明易逝品市场中买方竞价行为和卖方利润的影响，研究发现，信息共享增加了不透明市场的流行性和商家的利润。当增加信息分享的质和量，或者增加网络结构中信息传播的效率时，会有更多的个体参与购买行为，进而进一步增加商家利润[87]。此外，在社交媒体中，Aral 和 Walker 利用 1.3 亿 Facebook 用户数据，通过随机场景实验研究了网络中同伴之间的信息传播对个体安装在线应用的影响作用。研究结果表明，对他人影响力较强的个体在网络中呈现集聚现象，且没有影响力的个体比有影响力的个体更易受其他人的行为传染[75]。

近年来，一些学者开始运用社会网络分析方法来研究个体健康相关行为，也取得了丰硕的成果。其中，Centola 通过随机场景实验方法，研究了在线健康社区中网络结构对传播个体健康行为的作用。研究结果发现，当个体从不同邻居节点收到更多正向的健康信息的时候，个体更倾向于采取该健康行为。研究还发现，相比随机网络，规则网络中健康行为传播得更远更快[88]。显然，社会网络结构、社会规范和社会参与也影响着个体健康行为的采取[89]。许多研究表明，基于社会网络的社会支持和社会融合在包括中风和冠状动脉疾病等心血管疾病的发病率和死亡率方面均发挥了积极作用[90,91]。在控制了其他重要因素（如疾病严重程度）后，社会支持或社会融合水平较低的成年人比社会支持或社会融合水平较高的人患病的死亡率高。然而，社会网络对人们的心理健康也可能存在着显著的负向影响，而这种影响往往源自经济社会地位和性别的差异化[92]。例如，对于女性群体来说，与社会经济地位较高的妇女相比，社会经济地位较低的妇女参与社会关系所带来的坏处大于好处，因为社会经济地位较低的妇女在响应网络成员的需求和参与社交网络时往往面临更大的困难，心理成本也较高。

鉴于社会网络对个体健康行为和健康水平的积极和消极的影响，研究者进行了一些针对社交网络及其特征的干预研究。比如 Fortin 和 Yazbeck 通过构建基于社交关系的快餐消费模型，研究了同伴不健康饮食行为对青少年不健康饮食行为的影响，并通过一个基于动态重量生产函数，分析了同伴效应引起的青少年体重和肥胖的影响[79]。Long 等研究者通过构建的基于 Actor 的随机选择模型，分析了社会选择和同化作用在青少年饮酒行为和体力活动行为中的应用。研究结果表明，同化作用只对青少年饮酒行为有着重要的影响，而社会选择只对青少年的体力活动行为有影响[93]。因此，虽然需要更多的研究来了解社交网络的潜在优势和劣势，但目前已有研究表明，针对社交网络的干预策略可以极大地提高人群健康行为水平，从而提高公共健康水平[94]。

2.4　国内外研究现状总结

从国内外研究成果可以看出，针对个体健康行为的研究主要在健康行为的流行现状、相关影响因素及其对健康的影响等方面取得了丰硕的成果。通过社会网络可以建立微观个体行为和宏观人群行为之间的联系。因此，基于社会网络的个体健康行为的研究是近年来学者关注的热点，但尚未形成将社会网络关系理论应用到健康行为研究的完整理论体系，仍有很多问题值得研究。

第一，当前国内研究多针对健康相关行为的个体因素特征和环境影响因素进行分析，而忽视了健康行为能够在人群中进行传播的特性。比如，吸烟行为在青少年人群中往往存在着较强的传播性。从而，类似于传染病一样，个体的健康行为往往基于社会关系在网络中进行传播。这也是个体采取健康行为的重要因素，不可被忽略。

第二，关于个体社交关系对个体健康行为影响的研究，目前主要聚焦在单一社会关系对单个或多个健康相关行为的分析，忽略了不同社会关系下的共同作用。另外，也较少考虑不同关系的亲密程度的影响。比如，父母亲的健康行为对青少年的健康行为起着重要的作用，同时，朋友健康行为也会影响青少年健康行为。在父母亲和朋友的共同影响下，青少年的健康行为究竟会如何发展？因此，研究个体不同社交关系及其亲密程度对个体健康行为的影响是非常重要的。

第三，健康行为传播是一个非常复杂的过程，多种多样的行为往往同时存在于一个网络结构之中，从而共同影响人们的健康水平。然而，这些健康行为之间可能本身存在着一定的关系，从而使得分析个体的健康行为变得更加复杂。比如，积极体力活动和消极体力活动这两种相互对立的健康相关行为往往同时存在于一个个体的社会生活之中，它们对个体的生活和健康的影响机理非常值得研究和进行进一步的探索。

第四，目前关于健康行为对个体健康水平影响的研究大都是从同一个体的健康行为角度展开的，即探索个体的健康行为对他自身的健康水平的影响。然而，健康行为本身具有高度传染性，从而个体的健康行为会传染给同伴。在这种机制下，即使同伴不接受这一健康行为，个体的行为可能也会对同伴的健康水平产生作用。比如，如果个体吸烟，那么同伴也会受到吸烟所产生的烟雾的"毒害"。因此，对同伴来说，这种被动的健康行为所带来的健康风险可能也是非常显著的。而且，这种被动的健康风险可能更加深度表明了个体在健康领域所遭受的不平等性。

第 3 章　基于不同关系类型的多种健康行为传播研究

个体的健康行为是由多种因素引起的，比如自身意愿和社会环境等。然而，人们是嵌入在社会网络中的，人与人之间的互动对个体的行为和健康都有着非常重大的影响。比如，体力活动，当个体社交关系中有人积极参与休闲时间体力活动时，个体很有可能受同伴的影响参与体力活动以提高个体健康水平。在本章研究中，我们主要分析社会关系人群对个体健康行为的影响，从而探索社会网络中健康行为基于社会关系的传播问题。此外，本章中，我们也考虑了一些干扰因素的影响，包括同质性、诱导性和混淆因素，从而进一步验证行为传播的存在。

3.1　研究背景

健康行为如吸烟、饮酒、体力活动和饮食行为是慢性疾病发生的主要影响因素。据《全球慢性非传染性疾病现状报告 2014》表明，全球每年由体力活动不足、不健康饮食、吸烟和有害饮酒造成的死亡人数分别为 600 万、320 万、170 万和 330 万[95]。随着中国经济的迅猛发展和人们物质生活水平的提高，健康相关行为问题日益凸显。面对如此严峻的形势，了解健康行为的流行特征及其影响因素对于制定相关的控制策略是非常重要的。

健康行为是由很多因素引起的。比如，现有的实验研究表明，生物因素对个体健康行为的发生过程有着重要的影响，而社会和文化因素更是极大地影响着健康行为随时间的发展模式[96]。因此，很多学者在健康行为的社会影响因素方面展开了非常深入的研究，例如，Pedersen 等研究者基于社会认知理论分析 1 514 个青少年饮食方面的调查数据，并运用结构方程模型研究发现，父母亲的行为影响着青少年水果和蔬菜的摄入量。而且，通过进一步分析父母的饮食行为和父母对青少年的饮食教育对青少年饮食行为的影响，发现父母亲的饮食行为对青少年的饮食行为的影响程度更深[97]，从而凸显出行为的扩散更多是源自行为模仿。Ali 等研究者利用美国国家青少年调查数据，从个体在社会网络中的位置这一视角出发，探讨了社会网络中个体地位与个体饮酒行为之间的关系。研究发现，青少年的饮酒行为有利于增加其在朋友中的威望[98]。这一结果也证明了青少年易受其朋友的健康行为的影响，同时青少年更有可能通过自身的健康行为增加其在朋友中的受欢迎度。因此，社会因素是影响人们健康行为的重要因素。

社交同伴是影响个体行为的最重要的社会因素之一。前人研究表明，个体的健康状态是能够在人群中进行传播的。比如在传染病暴发中，个体的患病状态可以传染给同伴，而肥胖等不健康状态也存在空间集聚性[99,100]。而健康状态一般是个体健康行为的结果，比如肥胖正是由个体长期的消极体力活动所导致的，这些行为往往也能在社会网络中广泛传播。比如，Marks 等研究者通过对 310 个 11~13 岁的学生积极体力活动和消极体力活动的调查，发现朋友关系的亲密程度和个体感知的朋友的体力活动行为对儿童的体力活动行为有着显著的影响，同时还发现朋友的个数和同性别朋友的个数都正向地影响着个体的体力活动行为[77]。Bearman 等研究者利用美国国家青少年调查数据，构建了由 13 465 个青少年组成的网络，研究了社会网络中同伴的自杀行为对个体自杀行为的影响[101]。与之相对应，Fowler 等研究者研究了社交网络中同伴的幸福感对个体幸福感的影响[102]。因此，在社会网络中，健康行为可能如同传染病一样存在着非常强的传染作用，需要我们进一步探索其传染强度。

然而，现有的关于社会网络中健康行为传播的研究大多只使用某一年份的数据，或者研究人群大多针对美国等发达国家，缺乏对发展中国家居民健康行为的纵向分析。另外，个体和同伴行为的相似性可能出于以下原因：比如，个体可能倾向于和自己性格特征相似的人成为朋友，即同质性；个体和同伴可能同时面对相同的环境进而导致其行为的相似，即混淆因素；个体会受到同伴的影响进而改变其行为，即诱导性。基于此，本章通过分析中国健康与营养调查近 20 年的调查数据，构建广义估计方程模型，研究了健康保护行为（积极体力活动行为）和健康危害行为（吸烟、饮酒和不健康饮食）的传播。同时考虑了同质性、混淆因素和诱导性在个体健康行为采取中的作用。进一步地，分析了不同关系类型对上述四种行为的影响差异。

3.2 研究变量和模型构建

3.2.1 数据来源

（1）研究数据的来源

本研究的数据来自中国健康与营养调查数据①，该项调查是由美国北卡罗来纳大学、中国疾病预防与控制中心、卫生部和国家营养与健康研究所协作完成的。中国健康与营养调查（China Health and Nutrition Survey，CHNS）数据是基于家庭的纵向队列数据，通过设计调查问卷收集了每个家庭成员的人口信息、社会经济信息、行为信息和健康相关信息。该调查项目开始于 1989 年，收集了来自全国 9 个省（自治区）的样本数据，包括南部地区的湖南、湖北、贵州和广西，中部地区的河南、山东和江苏，北部地区的辽宁和黑龙江。并通过多阶段随机聚类设计，以国家统计局统计的收入为标准，采用分层概率抽样的方法，选择各地的县市进行调查，如图 3.1 所示。其具体方式如下：首先，在每个省（自治区）选取两个城市点（1 个省会城市和 1 个低收入城市）和四个农村点（1 个高收入城市、2 个中等收入城市和 1 个低收入城市）；其次，在每个城市点选取 2 个居委会和 2 个郊区村，在每个农村点选取 1 个县居委会和 3 个郊区村；最后，在每个村或居委会社区选取 20 户家庭[103]。在 2011 年的调查中，中国健康与营养调查加入了北京、上海和重庆三个直辖市，共覆盖 288 个社区，5 884 户家庭和 27 447 个个体。根据 2010 年全国人口调查数据，中国健康与营养调查数据覆盖了全国 9 个省（自治区）和 3 个直辖市，样本量占全

---

① 资料来源：http://www.cpc.unc.edu/projects/china/data/questionnaires。

国总人口的47%,因此具有非常高的代表性。

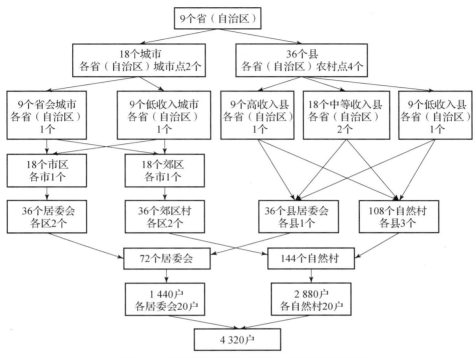

图 3.1　中国健康与营养调查数据整群抽样框架

本研究使用了中国健康与营养调查1991年、1993年、1997年、2000年、2004年、2006年、2009年和2011年的相关调查数据。本章不仅考虑了个体当年的健康行为状态,还考虑了个体往年的健康行为信息,因此,本研究的研究对象至少参加了两次调查。表3.1描述了本研究所用的中国健康与营养调查数据在1991—2011年的样本分布情况。在1991年的调查数据中,本研究数据包含190个社区和3 940个家庭,总共获得16 066个个体的相关信息,其中69.48%的个体来自农村。在2000年的调查数据中,本研究数据包含217个社区和4 594个家庭,总共获得17 203个个体的相关信息,其中62.66%的个体来自农村。在2011年的调查数据中,加入了来自北京、上海和重庆三个直辖市的个体信息,因此,本研究数据包含288个社区和5 884个家庭,总共获得23 150个个体的相关信息,其中50.85%的个体来自农村。

表 3.1　中国健康与营养调查样本在各年份中的分布情况

调查年份	社区/个	家庭/个	个人/个	农村人口比例/%
1991	190	3 940	16 066	69.48
1993	188	3 735	15 163	65.80
1997	192	4 096	15 825	62.73
2000	217	4 594	17 203	62.66
2004	216	4 388	16 245	59.34
2006	218	4 481	18 827	59.65
2009	218	4 520	18 887	60.15
2011	288	5 884	23 150	50.85

（2）研究变量的描述

本章选择了四种具有代表性的健康行为进行研究，分别是积极体力活动行为、不健康饮食行为、吸烟行为和饮酒行为。个体的体力活动行为数据来自中国健康与营养调查个人问卷中关于个体是否参加体力活动的调查，相关的问题为"是否参加这些活动？"，如"武术""体操""田径""游泳""各种球类运动"等，若个体参加了上述问题中的体力活动，则该变量取值为1，否则，取值为0。个体的饮食行为数据来自对个体软饮料和含糖果汁饮料的消费调查，根据个体是否喝软饮料和含糖果汁饮料及其频率，定义每周至少喝软饮料和含糖果汁饮料1~2次的个体有不健康饮食行为，否者没有。个体的吸烟行为来自对个体吸烟史的调查，根据个体现在是否吸烟和每日吸烟的根数，定义每天至少吸1支香烟的个体即为有吸烟行为，否者没有吸烟行为。个体的饮酒行为来自对个体饮酒史的调查，根据个体是否喝酒和喝酒的频率，定义每周至少饮酒1~2次的个体有饮酒行为，否者没有饮酒行为。

为了研究中国居民的健康行为是否在社会网络中具有传播性，本章选择的解释变量包括与个体具有社会关系的人群的体力活动行为、饮食行为、吸烟行为和饮酒行为信息。其中，个体的社会关系包括父亲、母亲、配偶、兄弟姐妹和朋友。根据个体编号、家庭编号和家庭关系表，分别获得了个体的父亲、母亲、配偶和兄弟姐妹的体力活动、饮食、吸烟和饮酒行为信息。另外，根据个体的社区编号，定义居住在同一个社区的即为其朋友，并根据每个朋友的行为信息，获得基于社区的行为的均值。

最后，我们还考虑了一些可能影响个体行为的协变量，比如个体的年龄、性别和受教育水平等。其中，年龄是连续变量；性别是二分类变量，当取值为1时，表示个体为男性，当取值为0时，表示个体为女性。根据中国健康与营养调查数据中关于个体最高受教育水平的调查，可以把个体的教育水平分为以下三类：小学毕业及以下、初中毕业、高中毕业及以上。本研究的各变量的定义和详细说明如表3.2所示。

表3.2 多种健康行为及相关变量定义和说明

变量分类	变量名称	变量说明
因变量	Ismoking_t	t时期个体吸烟行为，不吸烟=0，吸烟=1
	Ialcohol_t	t时期个体饮酒行为，不喝酒=0，喝酒=1
	Iphysialactivity_t	t时期个体体力活动行为，不参与休闲时间体力活动=0，参与休闲时间体力活动=1
	Idiet_t	t时期个体饮食行为，喝软饮料和含糖果汁饮料=1，否则为0
自变量	Psmoking_t	t时期同伴吸烟行为，不吸烟=0，吸烟=1
	Palcohol_t	t时期同伴饮酒行为，不喝酒=0，喝酒=1
	Pphysialactivity_t	t时期同伴体力活动行为，不参与休闲时间体力活动=0，参与休闲时间体力活动=1
	Pdiet_t	t时期同伴饮食行为，喝软饮料和含糖果汁饮料=1，否则为0
协变量	Ismoking_t−1	t−1时期个体吸烟行为，不吸烟=0，吸烟=1
	Ialcohol_t−1	t−1时期个体饮酒行为，不喝酒=0，喝酒=1
	Iphysial activity_t−1	t−1时期个体体力活动行为，不参与休闲时间体力活动=0，参与休闲时间体力活动=1
	Idiet_t−1	t−1时期个体饮食行为，喝软饮料和含糖果汁饮料=1，否则为0

续表

变量分类	变量名称	变量说明
协变量	Psmoking_t−1	t−1 时期同伴吸烟行为，不吸烟 =0，吸烟 =1
	Palcohol_t−1	t−1 时期同伴饮酒行为，不喝酒 =0，喝酒 =1
	Pphysial activity_t−1	t−1 时期同伴体力活动行为，不参与休闲时间体力活动 =0，参与休闲时间体力活动 =1
	Pdiet_t−1	t−1 时期同伴饮食行为，喝软饮料和含糖果汁饮料 =1，否则为 0
	Age	年龄，连续变量（岁）
	Sex	性别，女性 =0；男性 =1
	Education	教育水平，小学毕业及以下 =1，初中毕业 =2，高中毕业及以上 =3
	Wave2011	调查年份，当观测值来自 2011 年调查时，取值为 1，否则 =0
	Wave2009	调查年份，该观测值来自 2009 年调查时，取值为 1，否则 =0
	Wave2006	调查年份，该观测值来自 2006 年调查时，取值为 1，否则 =0
	Wave2004	调查年份，该观测值来自 2004 年调查时，取值为 1，否则 =0
	Wave2000	调查年份，该观测值来自 2000 年调查时，取值为 1，否则 =0
	Wave1997	调查年份，该观测值来自 1997 年调查时，取值为 1，否则 =0

3.2.2 广义估计方程模型

基于本章的研究问题，我们通过构建广义估计方程模型分析了健康行为在社会网络中的传播。广义估计方程是 Zeger 和 Liang 提出的[104]，通过准似然估计方法对数据进行分析，并得到稳健的参数估计值的一种回归模型，被广泛用来分析纵向数据。本章通过使用广义估计方程模型很好地区分了同伴效应和个体内部的时间效应。

在本研究中，假设 Y_{ij} 表示为第 i 个个体在第 j 年某种健康行为的观测值，其中，$i=1,2\cdots n$，j 表示调查年份。X_{ijm} 是自变量，如个体的年龄、性别、教育水平和同伴健康行为等，其中 $m=1,2,\cdots,k$。广义估计方程模型的基本构成有：

① Y_{ij} 的边际期望：

$$E(Y_{ij})=\mu_{ij}, g(\mu_{ij})=\beta_0+\beta_1 X_{ij1}+\beta_2 X_{ij2}+\cdots+\beta_k X_{ijk} \quad (3.1)$$

在式（3.1）中，$E(Y_{ij})$ 表示 Y_{ij} 的边际期望，μ_{ij} 表示 Y_{ij} 的均值，$g(\cdot)$ 表示联接函数，通过联接函数可以对因变量做变换，使其符合正态分布。$\boldsymbol{\beta}=(\beta_1,\beta_2,\cdots,\beta_p)$ 表示该模型需要估计的参数向量。

② Y_{ij} 的边际方差：

$$\mathrm{Var}(Y_{ij})=V(\mu_{ij})\cdot\varphi \quad (3.2)$$

在式（3.2）中，$\mathrm{Var}(Y_{ij})$ 表示 Y_{ij} 的边际方差，$V(\cdot)$ 表示已知函数，φ 表示尺度参数，用来描述因变量 Y_{ij} 的方差不能被 $V(\mu_{ij})$ 解释的那部分。

③ Y_{ij} 的协方差：

$$\mathrm{Cov}(Y_{is},Y_{it})=c(\mu_{is},\mu_{it};\alpha) \quad (3.3)$$

在式（3.3）中，$\mathrm{Cov}(Y_{is},Y_{it})$ 表示 Y_{is}，Y_{it} 的协方差，$c(\cdot)$ 表示已知函数，μ_{is}，μ_{it} 表示 Y_{is}，Y_{it} 的均值，α 表示相关参数，s 和 t 分别表示研究数据的调查年份。

因此，构造广义估计方程如下：

$$s(\boldsymbol{\beta};\alpha,\varphi)=\sum_{i=1}^{n}\left(\frac{\partial\mu_i}{\partial\boldsymbol{\beta}}\right)\boldsymbol{V}_i^{-1}(\mu_i;\alpha)(Y_i-\mu_i) \quad (3.4)$$

通过对式（3.4）的求解可以得到 $\boldsymbol{\beta}$ 的一致性估计。其中，$\boldsymbol{V}_i$ 表示作业协方差矩阵，且 $\boldsymbol{V}_i=\varphi\boldsymbol{A}_i^{\frac{1}{2}}\boldsymbol{R}_i(\alpha)\boldsymbol{A}_i^{\frac{1}{2}}$。$\boldsymbol{R}_i(\alpha)$ 表示 Y_{ij} 的作业相关矩阵，$\boldsymbol{A}_i$ 是对角矩阵。

本研究的因变量是二分类变量，因此，以 Logit 作为联接函数。广义估计方程模型的理论基础是准似然估计原理，所以不能使用传统的 Akaike's Information Criterion（AIC）模型选择准则推断广义估计方程模型分析的最佳模型，应使用准似然独立准则（QIC）[105]。因此，本研究通过拟合广义估计方程模型获得最小的 QIC 的值，确定采用不确定性作业矩阵构建模型如下：

$$\ln\left(\frac{p(Y_{ij})}{1-p(Y_{ij})}\right) = \beta_0 + \beta_1 Y_{i(j-1)} + \beta_2 H_{ij} + \beta_3 H_{i(j-1)} + \beta_4 X + \varepsilon_i \quad (3.5)$$

式（3.5）中，因变量 Y_{ij} 表示在第 j 次调查时第 i 个个体的某种健康行为，这里可以代表吸烟行为、饮酒行为、体力活动行为和饮食行为；$p(Y_{ij})$ 表示 Y_{ij} 发生的概率；$Y_{i(j-1)}$ 表示在第 $j-1$ 次调查时第 i 个个体的某种健康行为，这里代表吸烟行为、饮酒行为、体力活动行为和饮食行为；H_{ij} 和 $H_{i(j-1)}$ 分别表示 j 和 $j-1$ 次调查时其社会关系人群的某种健康行为，这里代表社会关系人群的吸烟行为、饮酒行为、体力活动行为和饮食行为；X 表示协变量，如个体年龄、性别和教育水平；ε_i 表示随机变量。

在上述模型中，加入 $Y_{i(j-1)}$ 变量用于消除个体序列相关性所带来的误差（可以用拉格朗日乘数测试来评估）。同时，变量 $H_{i(j-1)}$ 的引入，控制了个体和同伴行为间的同质性假设。在该研究中，我们主要关注个体社会网络人群中的健康行为对其自身健康行为的影响，即自变量 H_{ij} 对个体 Y_{ij} 行为的影响，变量 H_{ij} 的回归系数表明了社会网络中的同伴对个体健康行为的影响。另外，为了进一步评估不同同伴影响的差异，本研究进一步研究了不同关系类型，如配偶、父亲、母亲、兄弟姐妹和朋友，对个体健康相关行为的影响。本章所有的分析结果都是在 Stata（14.0）软件中完成，同时，针对每个回归模型分别报告 OR[①] 值和相应的 95% 的置信区间（CI）。

3.3 多种健康行为传播结果

3.3.1 研究样本特征分析

表 3.3 描述了本研究数据 1991—2011 年的样本特征。在该样本数据中，个体至少参与两次调查。参与 1991 年的调查中个体的年龄均值为 30.31，参与 2000 年调查的个体的年龄均值为 36.48，2011 年个体的年龄均值为 41.75。每年调查样本中男性样本和女性样本所占的比例没有显著

[①] OR（odds ratio）在流行病学中用于衡量危险因素的优势比，即 OR $= p_1(1-p_1)/p_0(1-p_0)$，其中 p_1 和 p_0 分别表示危险因素在暴露和未暴露情况下发病的概率。

的差异。在教育水平方面，1991年的调查样本中有61.53%的个体获得小学及以下的教育水平，26.36%的个体获得初中教育水平，12.11%的个体获得高中及以上的教育水平。在2000年的调查样本中，获得小学及以下教育水平的个体占49.79%，获得初中教育水平的个体占31.50%，获得高中以上教育水平的个体占18.71%。在2011年的调查样本中，45.19%的个体获得了小学及以下的教育水平，31.54%的个体获得了初中教育水平，23.27%的个体获得了高中及以上的教育水平。由此可以看到，随着生活水平的提高，居民的受教育程度也在提高。在吸烟行为方面，虽然吸烟人数随着调查年份而有所减少，但每年的吸烟人数仍维持在30%左右。在饮酒行为方面，居民中有饮酒行为的个体数从1991年的27.36%增加到2011年的31.64%，但整体上没有太大变化。在饮食行为方面，居民碳酸饮料和含糖饮料的摄入量从2004年到2011年是有所增加的。在体力活动行为方面，1997年参与休闲时间体力活动的人数占总人数的88.68%，2000年参与休闲时间体力活动的人数占总人数的85.84%，2011年参与休闲时间体力活动的人数占总人数的66.91%。由此可知，随着经济水平的提高，人们休闲时间体力活动的参与率下降了。

表3.3 多年份样本基本特征描述

变量		1991	1993	1997	2000	2004	2006	2009	2011
年龄均值		30.31	32.32	35.35	36.48	39.21	39.44	40.96	41.75
方差		19.67	19.67	19.78	19.68	19.68	19.76	19.15	19.63
性别/%	男性	0.50	0.50	0.51	0.51	0.51	0.49	0.48	0.49
	女性	0.50	0.50	0.49	0.49	0.49	0.51	0.52	0.51
教育程度/%	小学及以下	61.53	57.62	56.39	49.79	47.97	48.57	46.93	45.19
	初中	26.36	28.77	28.80	31.50	31.51	29.27	32.14	31.54
	高中及以上	12.11	13.61	14.81	18.71	20.52	22.16	20.93	23.27

续表

变量	1991	1993	1997	2000	2004	2006	2009	2011
吸烟/%	30.12	29.54	28.50	28.20	27.35	25.96	27.30	26.13
饮酒/%	27.36	31.07	32.31	32.98	30.78	30.73	32.57	31.64
体力活动/%			88.68	82.51	85.84	85.03	87.63	66.91
饮食/%					32.51	29.19	39.45	43.14

由表3.4可知，在本研究样本数据中，主要存在以下五种关系类型：夫妻关系、父子关系、母子关系、兄弟姐妹关系和朋友关系。以2011年数据为例，在该样本网络中，一共有10 886对夫妻、3 204个个体具有父亲信息、3 769个个体具有母亲信息、1 345个个体有兄弟姐妹信息，以及7 436个个体具有朋友信息。

表3.4 关系类型统计及分布情况

关系类型	1991	1993	1997	2000	2004	2006	2009	2011
夫妻关系	6 302	6 882	5 246	6 554	6 742	7 052	8 348	10 886
父子关系	6 574	5 764	4 031	4 332	3 112	2 667	2 205	3 204
母子关系	6 952	6 108	4 295	4 560	3 514	3 059	2 998	3 769
兄弟姐妹关系	640	587	808	699	779	1 149	1 300	1 345
朋友关系	6 212	5 709	5 370	5 429	5 317	7 002	6 701	7 436

3.3.2 社会网络中多种健康行为的传播

根据构建的模型，由表3.5可知，同伴对个体吸烟行为的回归结果表明，同伴上一时期的吸烟行为对个体本期的吸烟行为没有显著的影响，而同伴本期的吸烟行为对个体本期的吸烟行为具有显著的正向影响。当身边同伴中有人有吸烟行为时，个体吸烟的可能性增加19%。同时，个体上一时期的吸烟行为对其本期的吸烟行为也具有显著的正向影响。

另外，我们还发现个体的性别和教育水平对其吸烟行为也有显著的影响。

表3.5 社会网络中个体吸烟行为传播结果

变量	吸烟行为（Ismoking_t）	
	OR	(95% CI)
Psmoking_t	1.19***	(1.07, 1.32)
Psmoking_t−1	0.95	(0.85, 1.05)
Ismoking_t−1	12.32***	(11.53, 13.15)
Age	0.99	(0.98, 1.00)
Sex	0.06***	(0.05, 0.07)
Education	0.89***	(0.87, 0.92)
Wave2011	0.85**	(0.75, 0.95)
Wave2009	0.90	(0.80, 1.01)
Wave2006	0.82***	(0.73, 0.92)
Wave2004	0.94	(0.84, 1.06)
Wave2000	1.01	(0.90, 1.12)
Wave1997	0.91	(0.82, 1.02)
N	41 817	

注：OR值表示优势比，CI表示相应的置信区间。其中，** 和 *** 分别代表在1%和0.1%的显著性水平下显著，且结果统一保留两位小数。

在同伴对个体饮酒行为的影响方面，由表3.6可知，同伴本期和上一时期的饮酒行为对个体的饮酒行为都具有显著的正向影响，且本期的影响程度更大。在中国关系中，朋友间聚会都会喝酒，而且很多人与人之间的关系也是在饮酒的过程中培养和发展的。因此，当周围朋友有饮酒行为时，个体饮酒的可能性也是增加的，且同伴饮酒行为引起个体有饮酒行为的可能性是无同伴饮酒的2.09倍。另外，我们还发现个体上一时期的饮酒行为、年龄、性别和教育水平对其饮酒行为均具有显著的正向影响。

表 3.6 社会网络中个体饮酒行为传播结果

变量	饮酒行为（Ialcohol_t）	
	OR	(95% CI)
Palcohol_t	2.09***	(1.95, 2.25)
Palcohol_t − 1	0.78***	(0.73, 0.84)
Ialcohol_t − 1	4.70***	(4.45, 4.96)
Age	1.01***	(1.00, 1.02)
Sex	0.10***	(0.09, 0.11)
Education	1.11***	(1.08, 1.13)
Wave2011	0.97	(0.89, 1.07)
Wave2009	1.09	(0.99, 1.20)
Wave2006	0.97	(0.89, 1.07)
Wave2004	1.06***	(0.96, 1.17)
Wave2000	1.20***	(1.09, 1.31)
Wave1997	1.11*	(1.01, 1.22)
N	42 512	

注：OR 值表示优势比，CI 表示相应的置信区间。其中，* 和 *** 分别代表在 5% 和 0.1% 的显著性水平下显著，且结果统一保留两位小数。

在同伴对个体体力活动行为的影响方面，由表 3.7 可知，同伴本期的体力活动行为对个体的体力活动行为有显著的正向影响，当周围身边朋友参与休闲时间体力活动时，个体很有可能加入朋友参与体力活动，同伴的体力活动行为引起个体参与体力活动的可能性是无同伴参与体力活动的 7.09 倍。同时，我们还发现，个体上一时期的体力活动行为对其本期的体力活动行为有显著的影响，而同伴上一时期的体力活动行为对个体的体力活动行为的影响则不具有显著性。另外，个体的年龄、性别和教育水平对个体体力活动行为有着显著的正向影响。

表 3.7　社会网络中个体体力活动行为传播结果

变量	体力活动行为（Iphysical activity_t）	
	OR	(95% CI)
Pphysical activity_t	7.09***	(6.32, 7.94)
Pphysical activity_t − 1	0.95	(0.83, 1.09)
Iphysical activity_t − 1	4.85***	(4.35, 5.40)
Age	0.96***	(0.95, 0.97)
Sex	0.63***	(0.57, 0.70)
Education	1.19***	(1.15, 1.24)
Wave2011	1.22	(0.98, 1.51)
Wave2009	1.14	(0.99, 1.32)
Wave2006	1.26***	(1.10, 1.45)
Wave2004	1.49***	(1.29, 1.71)
N	22 107	

注：OR 值表示优势比，CI 表示相应的置信区间。其中，*** 代表在 0.1% 的显著性水平下显著，且结果统一保留两位小数。

在同伴对个体饮食行为的影响方面，由表 3.8 可知，同伴本期和上一时期的饮食行为对个体本期的饮食行为均具有显著的正向影响，且本期的影响程度更大。同伴不健康饮食行为引起个体不健康饮食行为的可能性是无同伴不健康饮食的 8.29 倍。另外，回归结果还表明，个体上一时期的饮食行为、个体年龄、性别和教育水平都对个体的饮食行为具有显著的影响。

表 3.8　社会网络中个体饮食行为传播结果

变量	饮食行为（Idiet_t）	
	OR	(95% CI)
Pdiet_t	8.29***	(7.66, 8.96)
Pdiet_t − 1	0.87**	(0.80, 0.95)

续表

变量	饮食行为（Idiet_t）	
	OR	(95% CI)
Idiet_t − 1	2.70***	(2.48, 2.94)
Age	0.95***	(0.94, 0.96)
Sex	1.81***	(1.68, 1.95)
Education	0.96*	(0.94, 0.99)
Wave2011	1.75***	(1.60, 1.91)
Wave2009	1.64***	(1.50, 1.80)
N	20 625	

注：OR 值表示优势比，CI 表示相应的置信区间。其中，*、** 和 *** 分别代表在 5%、1% 和 0.1% 的显著性水平下显著，且结果统一保留两位小数。

3.3.3 不同社会关系类型对个体健康行为的影响

（1）不同关系同伴对个体吸烟行为的影响

根据上述结果，我们分别从夫妻、父子、母子、兄弟姐妹和朋友四种关系出发，进一步研究不同关系类型对个体健康行为的影响。在图 3.2 中，我们分别分析了配偶、父亲、母亲、兄弟姐妹和朋友对个体吸烟行为的影响，且在各模型中考虑了个体的年龄和教育水平等协变量，并得到各回归结果的 OR 值和相应的 95% 的置信区间。研究结果表明，在夫妻关系方面，配偶是否吸烟对个体是否吸烟的行为有着显著的负向影响，这与先前的研究结果有所不同。发达国家男性和女性吸烟率偏高，而在中国，女性的吸烟率偏低，而男性的吸烟率相对较高。而当女性要求其配偶减少或禁止其在家庭吸烟时，一定程度上影响着男性放弃吸烟行为，所以在该回归结果中是负向的。在父子关系方面，家中父亲的吸烟行为正向影响着其孩子的吸烟行为，且父亲吸烟引起其孩子吸烟的可能性是父亲不吸烟的 1.69 倍，这与先前的结果是一致的。在母子关系方面，虽然中国女性吸烟率偏少，但母亲的吸烟行为也会影响其下一代吸烟行为的形成。如果母亲吸烟，其孩子吸烟的可能性将增加37%。在兄弟姐妹关系方面，家庭中兄弟姐妹是否吸烟对个体的吸烟行为有着显著的负向影响。这与先前美国家庭关系研究结果不同，可能主要因为中国家庭女孩偏多，而女性吸烟率偏低引起的。在朋友关系方面，回归结果表明朋友是否吸烟对个体的吸烟行为有显著的正向影响，且朋友中有人吸烟引起个体吸烟的可能性是朋友不吸烟的1.04倍。

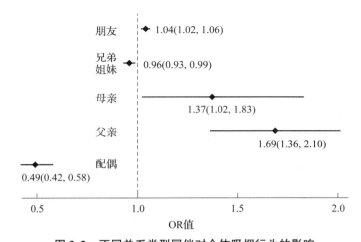

图 3.2　不同关系类型同伴对个体吸烟行为的影响

注：菱形表示回归结果中的 OR 值，线段表示 95% 的置信区间。

（2）不同关系同伴对个体饮酒行为的影响

随后，我们分别分析了配偶、父亲、母亲、兄弟姐妹和朋友对个体饮酒行为的影响，且在各模型中考虑了年龄和教育水平等协变量，并得到各回归结果的 OR 值和相应的 95% 的置信区间。由图 3.3 可知，在夫妻关系方面，配偶的饮酒行为对个体的饮酒行为有着正向的显著影响，若家庭中配偶一方有饮酒行为，另一方饮酒的可能性将增加 22%。在父子关系方面，父亲的饮酒行为对个体饮酒行为也是正向影响的。先前的研究表明，个体容易受其父母行为的影响。家中父亲有饮酒行为时，孩子饮酒的可能性增加，且父亲有饮酒行为引起其孩子有饮酒行为的可能性是父亲无饮酒行为的 2.49 倍。在母亲和孩子关系方面，母亲是否饮酒对其下一代是否饮酒也呈现着显著的正向影响，母亲有饮酒行为引起其孩子有饮酒行为的可能性是母亲无饮酒行为的 2.58 倍。在兄弟姐妹关系方面，家中兄弟姐妹是否有饮酒行为对个体饮酒行为也是有显著的正向影响。兄弟姐妹的饮酒行为引起个体饮酒可能性增加 77%。在朋友关系方面，朋友的饮酒行为对其个体的饮酒行为也是有显著影响的，且朋友饮酒引起个体饮酒行为的可能性是朋友不饮酒的 1.05 倍。

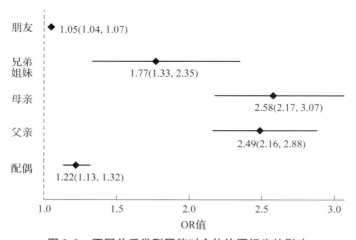

图 3.3 不同关系类型同伴对个体饮酒行为的影响

注：菱形表示回归结果中的 OR 值，线段表示 95% 的置信区间。

（3）不同关系同伴对个体体力活动行为的影响

另外，我们分别分析了配偶、父亲、母亲、兄弟姐妹和朋友对个体体力活动行为的影响，且在各模型中考虑了年龄和教育水平等协变量，并得到各回归结果的 OR 值和相应的 95% 的置信区间。由图 3.4 可知，在夫妻关系方面，配偶一方是否参与休闲时间体力活动对另一方是否参与休闲时间体力活动是正向影响的。当配偶在休闲时间参与体力活动时，个体参与体力活动的可能性是其配偶不参与体力活动的 8.43 倍。在父子关系方面，父亲是否参与休闲时间体力活动对其下一代有着正向的显著影响，即当父亲参与休闲时间体力活动时，个体参与体力活动的可能性是其父亲不参与体力活动的 4.05 倍。在母子关系方面，母亲是否参与休闲时间体力活动对其下一代的影响也是非常显著的，即当母亲参与休闲时间体力活动时，个体参与体力活动的可能性是其母亲不参加体力活动的 3.49 倍。在兄弟姐妹关系方面，家中兄弟姐妹是否参与休闲时间体力活动也影响着个体是否参与休闲时间体力活动。兄弟姐妹参与休闲时间体力活动引起个体参与体力活动的可能性是其兄弟姐妹不参与体力活动的 5.52 倍。在朋友关系方面，朋友是否参与休闲时间体力活动对个体是否参与休闲时间体力活动呈现显著的正向影响。如果朋友参与休闲时间体力活动，个体参与休闲时间体力活动的可能性将增加 8%。

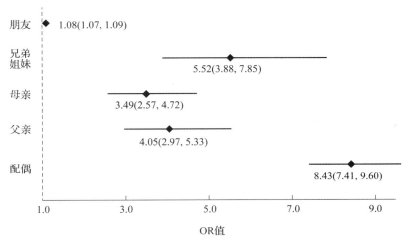

图 3.4 不同关系类型同伴对个体体力活动行为的影响

注：菱形表示回归结果中的 OR 值，线段表示 95% 的置信区间。

（4）不同关系同伴对个体饮食行为的影响

此外，我们也分别分析了配偶、父亲、母亲、兄弟姐妹和朋友对个体饮食行为的影响，且在各模型中考虑了年龄和教育水平等协变量，并得到各回归结果的 OR 值和相应的 95% 的置信区间。由图 3.5 可知，在夫妻关系方面，配偶不健康饮食行为引起个体不健康饮食行为的可能性是其配偶健康饮食的 8.32 倍。在父子关系方面，父亲不健康饮食行为引起孩子不健康饮食行为的可能性是其父亲健康饮食的 6.22 倍。在母子关系方面，母亲不健康饮食行为引起孩子不健康饮食行为的可能性是其母亲健康饮食的 4.84 倍。在兄弟姐妹关系方面，如果兄弟姐妹有不健康饮食行为，个体不健康饮食行为的可能性将增加 50%。在朋友关系方面，朋友饮食行为对个体的饮食行为有着正向的显著的影响。如果朋友有不健康饮食行为，个体不健康饮食行为的可能性将增加 4%。

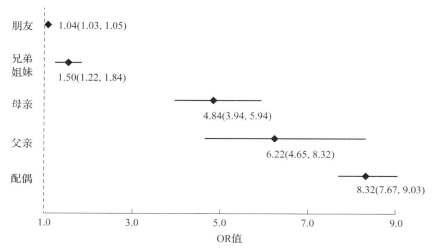

图 3.5　不同关系类型同伴对个体饮食行为的影响

注：菱形表示回归结果中的 OR 值，线段表示 95% 的置信区间。

3.4　结论及启示

3.4.1　结论

研究结果表明，健康保护行为如积极体力活动行为和健康危害行为如吸烟、饮酒和不健康饮食行为在社会网络中具有高度的传播性。个体和其同伴之间可能面对相同的环境，经历共同的事情，或者有相同的特征，因此可能引起个体健康行为的改变。例如，当社会网络中同伴具有吸烟或饮酒行为时，个体吸烟和饮酒的可能性也会显著增加；如果同伴积极参与休闲时间体力活动，也会引起个体更加积极地参与休闲时间体力活动，且提高的幅度特别大。

进一步研究了社会网络对个体健康行为在不同关系类型中的差异性，研究结果表明，在多种多样的社会关系下，四种健康行为传播的模式和强度会有显著差别。比如吸烟行为，父亲、母亲和朋友对个体吸烟行为有着显著的正向影响，而配偶和兄弟姐妹则负向地影响着个体的吸烟行为，这可能与中国特别的家庭文化有关。

3.4.2 启示

本研究结果表明，我国居民的健康保护行为和健康危害行为在社会网络中具有高度的传播性，这种传播性也导致了社会人群中某种健康危害行为的增加，比如不健康饮食行为的增加，进而加剧了我国慢性非传染性疾病的负担。因此，一方面有必要加强健康危害行为如吸烟、饮酒和不健康饮食行为等对居民健康水平影响的宣传，让人们了解生活中最容易忽视的一些健康危害行为对慢性疾病的发生和发展的影响机理，从而提高人们的健康水平；另一方面，政府应呼吁企业、社会和个人共同参与健康管理行动，通过一些公众平台和社交网络进行健康知识和健康保护行为的传播，积极营造健康支持性环境，进而提高全民健康素养水平。

3.5 本章小结

本章利用中国健康与营养调查近20年纵向调查数据，构建广义估计方程模型，研究了社会网络中四种健康行为的传播，这四种行为包括：吸烟行为、饮酒行为、体力活动行为和不健康饮食行为。研究结果表明，健康保护行为（体力活动行为）和健康危害行为（吸烟行为、饮酒行为和不健康饮食行为）在社会网络中均以可量化的方式进行传播，且这些行为的传播主要受其社会关系的诱导。在此基础上，本章进一步分析了不同社会关系类型上这种同伴影响的差异。结果发现，四种行为的传播都会随着社会关系发生巨大的变化，在某些特殊的关系上，行为的传播会完全消失，甚至变为反向影响，比如配偶的吸烟行为会降低个体的吸烟倾向。因此，本章内容对于分析社会网络中的行为传播现象具有非常重要的理论启发意义。同时，对于制定基于社会关系的健康行为干预策略也具有非常重要的实践指导意义。

第4章 基于关系范围和关系亲密程度的健康行为传播研究

通过第 3 章的研究可知,我国居民的健康行为在社会网络中具有传播性。然而,在充满多样性和异质性的社会网络中,这些行为的传播强度不是固定不变的,而是受到许多社会因素的影响,社会关系是其中最显著的一项。人与人之间的交往模式具有非常高的复杂性,个体可以与同伴建立不同的社交关系,但不同社交关系同伴与个体的亲密程度也往往不同,这些因素导致同伴对个体的影响往往产生较大的偏差。在本章中,我们主要分析不同关系类型对青少年健康行为的影响,同时考虑关系范围和关系亲密程度两个重要的影响因素,从而进一步分析社会关系对个体健康行为的影响。

4.1 研究背景

青少年时期一直被认为是人生最健康的时期,他们在所有人群中的死亡率和伤残率一般最低,但是他们的健康也往往被忽视[106]。然而,人们许多在后期所患的癌症和心血管病等慢性疾病大多始于青少年时期的健康危害行为。比如,青少年的吸烟和饮酒行为能够在其成人阶段引起一系列的健康问题。因此,研究个体在青少年时期的健康行为选择已经成为一个刻不容缓的问题。

在所有的健康问题中,肥胖与青少年关系尤为紧密。个体的肥胖在很大程度上是因为在青少年时期养成的不良行为习惯导致的,其中体力活动不足是导致个体肥胖的最主要原因之一[107,108]。但在很多情况下,青少年的这些具有长久影响的健康行为并不只是其自主选择的结果,社会关系也在其中扮演着非常重要的角色，其中尤其是家庭和朋友的行为能让青少年产生很强的健康危害行为倾向[109,110]。Sawka等研究者通过元分析方法研究发现，个体社交朋友的体力活动行为深度影响着个体的体力活动行为，而且当朋友体力活动行为发生改变，个体也很可能会改变其原来的体力活动行为[39]。在朋友对个体的影响过程中，多种多样的因素都起着重要作用。比如，相比于女性，男性更容易受到朋友的体力活动行为的影响。而在网络结构层面，地位较高的朋友则能对个体产生更强的影响[111]。此外，社会关系类型也是影响朋友作用强度的一个重要原因。Verloigne等研究者考虑了父母和朋友两种不同的社会关系，通过横截面数据研究发现，父母亲的支持行为和朋友的体力活动行为都对青少年的体力活动行为有着显著的正向影响。但是两者也有显著的不同之处，父母的支持正向地影响着青少年工作日和周末的体力活动，而朋友只对其工作日的体力活动有影响[112]。Edwards等研究者则从兄弟姐妹和朋友两个关系角度，研究了他们对青少年体力活动和看电视行为的影响。研究结果表明，朋友对青少年的体力活动行为有显著的影响，且其影响程度大于兄弟姐妹对青少年的影响[41]。因此，探索不同关系中同伴对个体作用强度的影响具有非常重要的意义。

现有的这些研究表明，多种社会关系都对个体的健康行为具有显著的影响，但是它们的作用机理可能是不一样的。比如，父母和朋友都对青少年的饮食和体力活动行为有着较大的影响，然而父母和朋友所导致的行为传染可能源自不同的原因。其中，父母往往充当教育者、鼓励者的角色，从而使得青少年顺从他们的行为；而朋友则是陪伴青少年成长的同伴，居于同等的地位，他们为青少年提供的往往是参考意见或建议。两者虽然具有一些相似的特性，但是也具有显著的不同。大多数研究只是考虑一种单一社会关系对个体行为选择的影响，比如父亲、母亲或朋友对青少年的影响，而未考虑多种不同类型关系的共同作用。在社会网络中，不同的关系共同对个体产生影响，从而可能导致不同关系的影响发生变化。因此，在针对社会关系对个体健康行为的影响研究中，有必要同时考虑不同的关系类型同时存在的情况。

然而，现有的亲子和朋友两类关系下的体力活动和饮食行为对青少年体力活动行为和饮食行为影响的研究大多数使用横截面的数据[113,114]。这些研究不能解释青少年体力活动行为和饮食行为随父母亲和朋友行为的纵向变化。而在后来产生了一些利用纵向数据分析父母亲和朋友的体力活动行为和饮食行为对青少年体力活动行为和饮食行为影响的研究，发现了他们之间体力活动行为和饮食行为的影响。然而，这些研究对象较多是居住在高收入的城市，或者关系类型局限于母子和朋友关系[115,116]。另外，基于社会关系对青少年体力行为的研究中，极少考虑不同关系强度的影响，比如青少年是否在意父母亲对自己的表扬，或是在意是否被朋友喜欢，等等。

因此，本研究从关系类型、关系范围和关系亲密程度三个角度出发，研究父亲、母亲和朋友的消极体力活动行为对青少年消极体力活动行为的影响。研究结果发现，父亲、母亲和朋友的消极体力活动对青少年的消极体力活动都有显著的正向影响；在考虑朋友关系范围后，朋友对青少年消极体力活动行为的影响则没有显著的差异；在考虑了不同关系亲密程度后，不同关系类型对青少年的消极体力活动行为的影响发生了巨大的变化。通过不同朋友类型和关系亲密程度对青少年饮食行为的敏感性分析，发现两种类型的朋友对青少年的饮食行为都有显著的正向影响，而在考虑了关系亲密程度后，朋友类型对男性青少年饮食行为的影响有显著的差异。

4.2 研究变量和模型构建

4.2.1 研究变量描述

本研究主要分析不同关系类型对青少年的消极体力活动行为的影响，而中国健康与营养调查数据中关于青少年消极体力活动行为数据是从2004年开始的，因此本研究使用2004—2011年的数据，从关系类型、关系范围和关系亲密程度三个层面来研究社会关系对青少年健康行为的影响。为了研究这些问题，本章从以下三个方面获取数据。第一，本章基于调查数据以12岁及以上青少年为研究样本，并获得了青少年的一些基于个体的基本信息特征，如年龄、性别、居住区域，每天看电视、看视频或玩游戏等消极体力活动行为的时间。第二，根据家庭关系问卷调查和成人问卷调查获得青少年的父亲和母亲每天看电视、看视频或玩游戏等消极体力活动行为的时间。第三，本章根据家庭调查问卷中家庭果园收入、农业收入、养殖收入、渔业收入、小手工业和商业收入等计算得到家庭人均收入，以分析个体所居住的家庭环境状况；根据社区调查问卷中基于社区人口规模、人口密度、社区基础设施以及社区经济和社会环境特征的城镇化指标以得到个体生活的社会环境状况。在最后的数据中，我们剔除了在年龄、性别、教育水平和消极体力活动等关键变量上有缺失的样本，最终分别得到四年的样本数据，在2004年、2006年、2009年和2011年调查中，样本观测数量分别为973个、620个、543个和655个。

本研究的因变量为青少年消极体力活动行为。由于本研究所采集的青少年对象均为适龄学生，因此本研究主要考虑青少年上学前、放学后或周末的消极体力活动状况。根据中国健康与营养调查问卷中青少年对消极体力活动行为的相关问题如"上学前、放学后或周末是否参加这些活动"和"平均参加这些活动每天花费时间"的回答，获得青少年每天看电视、看录像、玩游戏、网上聊天等花费的时间并累加得到其参与消极体力活动的强度。

本研究所考虑的解释变量为不同社交关系对象的行为和活动，包括父亲的消极体力活动、母亲的消极体力活动和朋友的消极体力活动。其中，父亲和母亲的消极体力活动行为从成人问卷调查中获得，而青少年的朋友即为与其生活在同一社区的同龄人，即在上述的青少年统计数据中可以得到其朋友的行为信息。值得注意的是，本研究采用了两种方式来定义青少年的朋友关系范围，分别为学校朋友和同龄朋友，将在以下详细定义。

除了上述的解释变量之外，本研究从采集的数据中提炼了一些其他能够影响青少年健康行为的变量，包括青少年的年龄、性别、居住区域、家庭收入、城镇化水平等。性别是二分类变量，当取值为1时，表示男性，当取值为0时，表示女性。居住区域也是二分类变量，当取值为1时，表示个体居住在城市，当取值为0时，表示个体居住在农村地区。家庭收入则是以家庭调查问卷中关于家庭农业、渔业、商业等各方面的收入得到家庭人均收入水平为依据，把家庭收入划分为三等，即"低收入水平家庭＝1""中等收入水平家庭＝2""高等收入水平家庭＝3"。城镇化水平是从社区调查问卷中获得的，用于描述个体所在社区的人群密度、社区设施、社区经济和环境特点等。指标越高，表示该社区城镇化水平越高。

参考 Loh 等[117]的研究，本研究考虑了学校朋友和同龄朋友这两种不同定义下的朋友。对于学校朋友，我们将青少年按其上学的年龄划分为以下三个人群组，即 10～12.99 岁、13～15.99 岁和 16～17.99 岁人群，分别代表不同的学习阶段。而对于同龄朋友，我们则以个体的年龄为标准，定义其上下一岁以内且居住在同一社区的其他个体为青少年的同龄朋友。两种定义看似相似却存在着明显的差异性，学校朋友主要用于描述基于同一学龄水平的朋友对青少年的影响，而同龄朋友则用于描述包括基于年龄本身的朋友对青少年的影响。根据朋友的定义类型不同，我们也分别获得了两种类型朋友的消极体力活动行为。

另外，本研究还考虑了青少年对父母亲和朋友的在意程度以研究关系的亲密程度对个体健康行为的影响。比如，对于亲子关系，关系越亲密，则父母对个体的健康行为是否影响也越深？以往的研究只是单纯分析父母亲的行为或朋友的行为对个体行为的影响，而忽略了个体对关系的主观倾向。比如，青少年比较在意父母亲是否会批评或表扬自己的行为时，他可能会更倾向于向父母亲学习，从而与他们保持一致。当青少年比较在意是否会被朋友喜欢时，则青少年会注重和朋友的关系，并选择与朋友采取一样的行为而加深友谊。因此，本研究重点加入了青少年对父母亲的在意程度和对朋友的在意程度这两个描述关系强度的变量。基于儿童调查问卷中青少年对"被父母表扬"的在乎程度的回答，本研究获得青少年被父母亲表扬的在意程度并将其标准化为："无所谓＝1/4""有时＝1/2""经常＝3/4""总是＝1"。基于调查问卷中青少年对"被朋友们喜欢"的在乎程度的回答，本研究获得青少年被朋友喜欢的在意程度并将其标准化为"无所谓＝1/4""有时＝1/2""经常＝3/4""总是＝1"。在这些数据的基础上，本研究考虑了多种关系类型下不同关系强度对个体行为的影响。具体地，本章所有变量描述如表 4.1 所示。

表 4.1 青少年消极体力活动及相关研究变量定义和说明

变量分类	变量名称	变量描述
因变量	Iphysical inactivity（IPIA）	个体消极体力活动强度，连续变量（h/day）
自变量	Fphysical inactivity（FPIA）	父亲消极体力活动强度，连续变量（h/day）
	Mphysical inactivity（MPIA）	母亲消极体力活动强度，连续变量（h/day）
	Pphysical inactivity（PPIA）	朋友消极体力活动强度，连续变量（h/day）
协变量	Age	年龄，连续变量，12~18（year）
	Sex	性别，女=0，男=1
	Region	居住区域，农村=0，城市=1
	Household income	家庭收入，分类变量，低等收入=1，中等收入=2，高等收入=3
	Urbanization	城镇化指标，连续变量
	Att_pa	被父母表扬的在意程度，无所谓=1/4，有时=1/2，经常=3/4，总是=1
	Att_pe	被朋友喜欢的在意程度，无所谓=1/4，有时=1/2，经常=3/4，总是=1
	Wave2011	调查年份，当观测值来自2011年调查时，取值为1，否则=0
	Wave2009	调查年份，当观测值来自2009年调查时，取值为1，否则为0
	Wave2006	调查年份，当观测值来自2006年调查时，取值为1，否则为0

4.2.2 负二项回归模型

基于本章的研究问题，我们通过构建负二项回归模型来分析社交关系对青少年健康行为的影响。负二项回归模型是广义线性模型中的一种，该模型广泛地用于解决过度离散问题，且在医疗服务等方面也得到了较好的应用。本文的因变量是非负计数型变量，且该样本数据表现出过度离散的特征（即因变量的方差远大于其均值），通过使用负二项回归模型可以避免线性回归导致的估计结果的有偏性和不一致性。

负二项分布是一种离散型分布，也被称为"帕斯卡（Pascal）分布"[118]。负二项分布有以下两种情况：

①在伯努利实验中，假设每次成功的概率为 p，则在实验过程中恰好 n 次实验成功所需的实验次数 Y 服从参数 (n, p) 的负二项分布。

$$p(Y=k) = \binom{k-1}{n-1} p^n (1-p)^{k-n}, \quad (k = n, n+1, \cdots) \quad (4.1)$$

其中，均值和方差分别为：

$$E(Y) = \frac{n}{p}, \quad \mathrm{Var}(Y) = \frac{n(1-p)}{p^2} \quad (4.2)$$

②在伯努利实验中，假设每次成功的概率为 p，则在实验过程中恰好 n 次实验成功之前失败的次数 X 服从参数 (n, p) 的负二项分布。

$$p(X=k) = \binom{n+k-1}{k} p^n (1-p)^k, \quad (k = 0, 1, 2, \cdots) \quad (4.3)$$

其中，均值和方差分别为：

$$E(X) = \frac{n(1-p)}{p}, \quad \mathrm{Var}(X) = \frac{n(1-p)}{p^2} \quad (4.4)$$

负二项回归模型的基本形式为：

$$\ln(\hat{\lambda}) = \beta_0 + \beta_1 X_1 + \beta_2 X_2 + \cdots + \beta_n X_n \quad (4.5)$$

其中，$X_1, X_2, \cdots, X_n$ 为解释变量，$\beta_1, \beta_2, \cdots, \beta_n$ 表示回归系数。

负二项回归模型中的均值和方差分别为：

$$E(Y) = \hat{\lambda}, \quad \mathrm{Var}(Y) = \hat{\lambda}(1 + \alpha\hat{\lambda}) \quad (4.6)$$

由式（4.6）可知，方差大于均值。其中，$1 + \alpha\hat{\lambda}$ 表示方差膨胀因子且 $\alpha \geq 0$。当 $\alpha = 0$ 时，负二项回归变成泊松回归。

本研究基于关系类型和关系范围，研究了父亲、母亲和朋友的消极体力活动行为对 12 岁及以上青少年消极体力活动的影响。构建的模型如下：

$$\ln\{E(Y)\} = \beta_0 + \beta_1 \text{PIA}_f + \beta_2 \text{PIA}_m + \beta_3 \text{PIA}_p + \beta_4 X + \varepsilon_i \quad (4.7)$$

其中，Y 表示青少年的消极体力活动时间，$E(Y)$ 表示期望值，PIA_f 为青少年父亲的消极体力活动。PIA_m 为青少年母亲的消极体力活动。PIA_p 为青少年朋友的消极体力活动，这里的朋友可以为学校朋友或同龄朋友。X 为模型中的协变量，如青少年的年龄、性别、居住区域、家庭收入和城镇化水平。ε_i 为随机变量。

另外，本研究还考虑了青少年对被父母亲表扬和被朋友喜欢的在意程度两个变量以表示不同关系的亲密程度，并对上述模型进行了修正。构建模型如下：

$$\ln\{E(Y)\} = \beta_0 + \beta_1 \text{PIA}_f \cdot \text{Att}_{pa} + \beta_2 \text{PIA}_m \cdot \text{Att}_{pa} + \beta_3 \text{PIA}_p \cdot \text{Att}_{pe} + \beta_4 X + \varepsilon_k \quad (4.8)$$

其中，Att_{pa} 为青少年对被父母亲表扬的在意程度。Att_{pe} 为青少年对被朋友喜欢的在意程度。

本章所有的分析结果都是在 Stata（14.0）软件中完成，针对每个回归模型分别报告了回归系数和相应的 95% 的置信区间。同时，通过豪斯曼检验结果表明，在 5% 的显著水平上接受原假设。因此，本研究使用负二项回归的随机效应模型。

4.3 青少年消极体力活动行为传播分析

4.3.1 青少年样本基本特征

表 4.2 描述了 2004—2011 年 4 次跟踪调查的 2 791 个 12 岁及以上青少年的基本信息特征。该样本中所有青少年的平均年龄为 14.5 岁，有 1 480 个男孩和 1 311 个女孩，分别占总人数的 53.03% 和 46.97%。在居住区域分布中，城市和农村的比例分别为 29.34% 和 70.66%，即 819 个青少年来自城市地区，1 972 个来自农村地区。在家庭收入的分配中，高收入家庭所占比例最多为 37.61%，其次为中等家庭收入，占 34.29%，有 28.10%

的家庭为低等收入家庭。从 2004—2011 年四年调查的城镇化指标平均为 65.47。在该样本中青少年平均每日的消极体力活动时间为 4.10 小时，且方差远大于均值，呈现分散性特征。在饮食行为方面，过去三个月青少年洋快餐的摄入量平均为 3.60 次。另外，关于青少年对父母亲和朋友的在意程度方面，可以看到青少年对被父母亲表扬的在意程度平均为 2.19，即接近于"有时"。而对被朋友喜欢的在意程度平均为 2.48，即处于"有时"和"经常"之间。

表 4.2 青少年与同伴关系亲密程度及相关研究变量基本特征

变量	均值	标准差
年龄	14.50	1.70
城镇化指标	65.47	19.98
消极体力活动	4.10	10.25
在意父母程度	2.19	0.85
在意朋友程度	2.48	0.89

变量	样本数/人	比例/%
性别		
男	1 480	53.03
女	1 311	46.97
居住区域		
城市	819	29.34
农村	1 972	70.66
家庭收入		
低等收入	784	28.10
中等收入	957	34.29
高等收入	1 050	37.61
样本量	2 791	

4.3.2 基于关系范围

本研究根据4.2节中的模型,研究了不同关系类型同伴,如父亲、母亲和朋友对青少年消极体力活动行为的影响。在朋友关系中,本研究分为学校朋友和同龄朋友,并分别对全样本、男性样本和女性样本进行了回归。如表4.3所示,在模型1中,基于同龄朋友,我们分析了不同社交关系对个体消极体力活动行为的影响;在模型2中,基于学校朋友,我们分析了不同社交关系对个体消极体力活动行为的影响。研究结果表明,在全样本的回归结果中,父亲、母亲和朋友的消极体力活动都对青少年的消极体力活动在1‰的水平下有显著的正向影响。其中,在同龄朋友和学校朋友的回归结果中,母亲消极体力活动时间每天增加1个小时,青少年消极体力活动时间将增加0.72%和0.71%;父亲消极体力活动时间每天增加1个小时,青少年消极体力活动时间将增加0.97%和0.99%;同龄朋友消极体力活动时间每天增加1个小时,青少年消极体力活动时间增加0.06%和0.13%。然而,父亲、母亲和朋友对青少年消极体力活动的影响在两种朋友定义下没有显著的差异。

表4.3 关系范围(同龄朋友和学校朋友)对青少年消极体力活动的影响

变量	模型1	模型2
	回归系数(95%置信区间)	回归系数(95%置信区间)
MPIA	0.007 2 (0.004 4, 0.010 0)***	0.007 1 (0.004 3, 0.009 9)***
FPIA	0.009 7 (0.007 0, 0.012 4)***	0.009 9 (0.007 2, 0.012 6)***
PPIA	0.000 6 (0.000 1, 0.001 0)**	0.001 3 (0.000 6, 0.002 0)***
Age	0.003 6 (−0.016 3, 0.023 5)	0.004 1 (−0.015 9, 0.024 3)
Sex	−0.061 0 (−0.147 3, 0.025 2)	−0.059 2 (−0.145 5, 0.027 0)
Household income	0.064 3 (0.016 3, 0.112 2)**	0.062 9 (0.014 7, 0.111 1)**
Urban	0.122 5 (0.031 1, 0.213 9)**	0.120 4 (−0.000 1, 0.241 0)
Urbanization	−0.000 6 (−0.003 0, 0.001 7)	−0.001 0 (−0.003 8, 0.001 7)

续表

变量	模型1	模型2
	回归系数（95%置信区间）	回归系数（95%置信区间）
Wave2011	-0.346 9（-0.463 6，-0.230 1）***	-0.350 3（-0.462 9，-0.237 8）***
Wave2009	3.408 9（3.279 7，3.538 1）***	3.410 3（3.282 5，3.538 2）***
Wave2006	0.172 6（0.086 2，0.259 0）***	0.152 3（0.067 3，0.237 2）***
Log likelihood	-10 943.738	-10 942.98
N	2 476	2 476

注：** 和 *** 分别代表在1%和0.1%的显著性水平下显著，且结果统一保留四位小数。

表4.4和表4.5给出了基于同龄朋友和学校朋友的不同关系对男性和女性青少年消极体力活动行为影响的回归结果。由男性青少年样本的回归结果可知，父亲和母亲的消极体力活动对男孩的消极体力活动有显著的正向影响，其中，在同龄朋友和学校朋友的回归结果中，母亲消极体力活动时间每增加1小时，男孩消极体力活动时间均增加0.87%；父亲消极体力活动时间每增加1小时，男孩消极体力活动时间将增加0.88%和0.90%。然而，同龄朋友和学校朋友对青少年的消极体力活动都没有显著的影响。女性青少年样本的回归结果表明，父母亲和朋友的消极体力活动对女孩的消极体力活动都在1%的水平下有显著的影响。其中，在同龄朋友和学校朋友的回归结果中，母亲消极体力活动时间每增加1小时，女孩消极体力活动时间将增加0.75%和0.73%；父亲消极体力活动时间每增加1小时，引起女孩消极体力活动时间将增加0.87%和0.88%。朋友消极体力活动时间每增加1小时，引起女孩消极体力活动时间将增加0.10%和0.21%。由此可知，父亲和母亲对青少年消极体力活动行为的影响在男孩和女孩间没有显著的差异，且朋友类型对青少年消极体力活动行为的影响也没有显著的差异。

表4.4　同龄朋友对男性和女性青少年消极体力活动的影响

变量	男性青少年	女性青少年
	回归系数（95%置信区间）	回归系数（95%置信区间）
MPIA	0.008 7（0.004 4，0.013 0）***	0.007 5（0.003 8，0.011 2）***
FPIA	0.008 8（0.004 4，0.013 2）***	0.008 7（0.005 1，0.012 3）***

续表

变量	男性青少年	女性青少年
	回归系数（95%置信区间）	回归系数（95%置信区间）
PPIA	0.0002（-0.0003,0.0008）	0.0010（0.0003,0.0016）**
Age	0.0153（-0.0104,0.0411）	-0.0146（-0.0454,0.0161）
Household income	0.0161（-0.0467,0.0791）	0.0950（0.0219,0.1680）*
Urban	0.0931（-0.0291,0.2155）	0.1431（0.0065,0.2796）*
Urbanization	-0.0009（-0.0042,0.0022）	0.0003（-0.0032,0.0038）
Wave2011	-0.2345（-0.3932,-0.0759）**	-0.4417（-0.6150,-0.2683）***
Wave2009	3.7185（3.5703,3.8667）***	3.0009（2.8079,3.1939）***
Wave2006	0.2263（0.1148,0.3379）***	0.1400（0.0040,0.2759）*
Log likelihood	-5 855.2319	-5 051.7528
N	1 316	1 160

注：*、** 和 *** 分别代表在5%、1%和0.1%的显著性水平下显著，且结果统一保留四位小数。

表4.5　学校朋友对男性和女性青少年消极体力活动的影响

变量	男性青少年	女性青少年
	回归系数（95%置信区间）	回归系数（95%置信区间）
MPIA	0.0087（0.0043,0.0130）***	0.0073（0.0035,0.0110）***
FPIA	0.0090（0.0046,0.0134）***	0.0088（0.0052,0.0124）***
PPIA	0.0006（-0.0003,0.0015）	0.0021（0.0011,0.0031）***
Age	0.0156（-0.0102,0.0415）	-0.0164（-0.0475,0.0146）
Household income	-0.0193（-0.1879,0.1492）	0.2247（0.0505,0.3988）*
Urban	0.0133（-0.0500,0.0767）	0.0870（0.1398,0.1601）*
Urbanization	0.0003（-0.0035,0.0042）	-0.0009（-0.0049,0.0030）

续表

变量	男性青少年	女性青少年
	回归系数（95%置信区间）	回归系数（95%置信区间）
Wave2011	-0.2345（-0.3860，-0.0831）**	-0.4501（-0.6189，-0.2813）***
Wave2009	3.7234（3.5774，3.8694）***	3.0097（2.8211，3.1982）***
Wave2006	0.2108（0.1019，0.3197）***	0.1285（-0.0053，0.2624）***
Log likelihood	-5 855.936 8	-5 047.671
N	1 316	1 160

注：*、** 和 *** 分别代表在5%、1%和0.1%的显著性水平下显著，且结果统一保留四位小数。

4.3.3　基于关系亲密程度

根据上述研究结果可知，父亲、母亲和朋友对青少年的消极体力活动都有显著的影响。然而，对于其中一种关系来说，青少年对该关系的主观倾向性也可能影响着其行为的发展。因此，基于上述研究，考虑青少年对父母亲和朋友的在意程度，以进一步研究其父母亲和朋友的亲密程度对个体消极体力活动行为的影响。在本节中，父母亲和朋友的消极体力活动行为都是和其对父母亲和朋友的在意程度加权后的结果。如表4.6所示，在模型1中，基于学校朋友，分析了不同关系亲密程度对青少年消极体力活动的影响；在模型2中，基于同龄朋友，分析了不同关系亲密程度对青少年消极体力活动行为的影响。研究结果表明，在考虑不同关系的亲密程度后，父亲和朋友的消极体力活动对青少年的消极体力活动在1‰的水平下仍具有显著的影响。其中，在学校朋友和同龄朋友的回归结果中，父亲消极体力活动时间每增加1小时，青少年消极体力活动时间将增加2.18%和2.12%；朋友消极体力活动时间每增加1小时，青少年消极体力活动时间将增加1.94%和1.30%。母亲的消极体力活动对青少年的消极体力活动的影响也是显著的，母亲消极体力活动时间每增加1小时，青少年消极体力活动时间将增加1.04%和1.23%。另外，性别、居住区域和家庭收入对青少年的消极体力活动也有显著的影响。由表4.3和表4.6的结果比较可知，在考虑不同关系的亲密程度后，父亲、母亲和朋友对青少年的消极体力活动仍都有显著的影响，且随着亲密程度的加深，影响程度加深。

表 4.6　关系亲密程度对青少年消极体力活动的影响

变量	模型 1 回归系数（95% 置信区间）	模型 2 回归系数（95% 置信区间）
MPIA	0.010 4（0.000 5，0.020 4）*	0.012 3（0.002 4，0.022 1）*
FPIA	0.021 8（0.011 9，0.031 6）***	0.021 2（0.011 4，0.031 0）***
PPIA	0.019 4（0.012 8，0.026 0）***	0.013 0（0.005 2，0.208）***
Age	0.002 1（−0.016 1，0.020 3）	0.004 1（−0.014 0，0.022 3）
Sex	−0.080 4（−0.157 7，−0.003 1）*	−0.089 3（−0.166 9，−0.011 7）*
Household income	0.073 5（0.030 9，0.116 2）**	0.074 4（0.031 8，0.117 1）***
Urban	0.176 9（0.068 2，0.285 6）**	0.144 2（0.060 1，0.228 4）***
Urbanization	−0.001 7（−0.004 3，0.000 7）	−0.001 2（−0.003 3，0.000 9）
Wave2011	−0.332 0（−0.435 2，−0.228 8）***	−0.349 4（−0.453 6，−0.245 2）**
Wave2009	3.204 0（3.090 8，3.317 2）***	3.166 4（3.052 6，3.280 2）***
Wave2006	0.138 9（0.062 7，0.215 1）***	0.138 4（0.061 6，0.215 1）***
Log likelihood	−12 899.496	−12 899.497
N	2 476	2 476

注：*、** 和 *** 分别代表在 5%、1% 和 0.1% 的显著性水平下显著，且结果统一保留四位小数。

表 4.7 和表 4.8 给出了基于同龄朋友和学校朋友的不同关系亲密程度对男性和女性青少年消极体力活动行为影响的回归结果。针对男性青少年样本的回归结果表明，在考虑了不同关系的亲密程度后，母亲、父亲和朋友的消极体力活动都对男孩的消极体力活动有显著的影响。其中，在同龄朋友和学校朋友的回归结果中，母亲的消极体力活动时间每增加 1 小时，男孩的消极体力活动时间将增加 1.42% 和 1.41%；父亲的消极体力活动时间每增加 1 小时，男孩的消极体力活动时间将增加 2.19% 和 2.47%；朋友的消极体力活动时间每增加 1 小时，男孩的消极体力活动时间将增加

2.71%和1.37%。而青少年的基本信息如年龄、居住区域、家庭收入水平和城镇化指标对男孩消极体力活动行为则没有显著的影响。由表4.5和表4.7中针对男性样本的回归结果可知，在考虑不同关系的亲密程度后，父亲和母亲的消极体力活动对男孩的消极体力活动的影响仍然是显著的，而朋友对男孩消极体力活动的影响由之前的不显著变为显著了。

针对女性青少年的回归结果表明，在考虑了不同关系的亲密程度后，在同龄朋友的回归结果中，父亲和母亲对女孩消极体力活动的影响仍然是显著的。父亲消极体力活动时间每增加1小时，女孩消极体力活动时间将增加1.84%；母亲消极体力活动时间每增加1小时，女孩消极体力活动时间将增加1.69%。然而，同龄朋友对女孩的消极体力活动则没有显著的影响。在学校朋友的回归结果中，父亲和朋友对女孩消极体力活动的影响仍然是显著的。父亲消极体力活动时间每增加1小时，女孩消极体力活动时间将增加1.75%；朋友消极体力活动时间每增加1小时，女孩消极体力活动时间将增加2.34%。然而，母亲对女孩消极体力活动的影响则不显著。由此可知，在考虑不同关系的亲密程度后，父亲对青少年的消极体力活动的影响在男孩和女孩间没有显著的差异，而朋友和母亲对青少年消极体力活动行为的影响在不同性别中有显著的差异。

表4.7 同龄朋友亲密程度对男性和女性青少年消极体力活动的影响

变量	男性青少年	女性青少年
	回归系数（95%置信区间）	回归系数（95%置信区间）
MPIA	0.014 2（0.000 8，0.027 7）*	0.016 9（0.002 4，0.031 3）*
FPIA	0.021 9（0.007 5，0.036 2）**	0.018 4（0.004 9，0.031 9）**
PPIA	0.027 1（0.015 9，0.038 3）***	0.002 5（-0.008 6，0.013 6）
Age	0.023 1（-0.000 1，0.046 2）	-0.017 6（-0.045 2，-0.010 0）***
Household income	0.025 2（-0.030 7，0.081 1）	0.094 0（0.030 6，0.157 3）**
Urban	0.060 8（-0.047 7，0.169 4）	0.169 8（0.043 8，0.295 7）**
Urbanization	-0.000 3（-0.003 3，0.002 5）	-0.000 6（-0.003 8，0.002 5）

续表

变量	男性青少年	女性青少年
	回归系数（95%置信区间）	回归系数（95%置信区间）
Wave2011	-0.215 7（-0.351 7，-0.079 7）**	-0.461 6（-0.620 2，-0.303 1）**
Wave2009	3.621 5（3.498 3，3.744 7）***	2.727 4（2.571 5，2.883 4）***
Wave2006	0.175 4，（0.079 4，0.271 4）***	0.125 9（0.007 1，0.244 6）*
Log likelihood	-6 785.988 4	-6 045.006 4
N	1 316	1 160

注：*、** 和 *** 分别代表在 5%、1% 和 0.1% 的显著性水平下显著，且结果统一保留四位小数。

表 4.8　学校朋友亲密程度对男性和女性青少年消极体力活动的影响

变量	男性青少年	女性青少年
	回归系数（95%置信区间）	回归系数（95%置信区间）
MPIA	0.014 1（0.000 6，0.027 6）*	0.013 6（-0.000 8，0.028 1）
FPIA	0.024 7（0.010 4，0.039 0）***	0.017 5（0.004 0，0.030 9）*
PPIA	0.013 7（0.004 0，0.023 4）**	0.023 4（0.014 9，0.031 9）***
Age	0.023 5（0.000 2，0.046 8）*	-0.027 1（-0.055 0，0.000 6）
Household income	0.026 3（-0.030 0，0.082 7）	0.073 5（0.030 9，0.116 2）**
Urban	0.007 3（-0.145 3，0.160 0）	0.279 2（0.122 7，0.435 7）***
Urbanization	0.000 6（-0.002 9，0.004 1）	-0.002 2（-0.005 8，0.001 3）
Wave2011	-0.242 8（-0.379 1，-0.106 6）***	-0.417 1（-0.573 7，-0.260 6）***
Wave2009	3.607 5（3.483 1，3.731 9）***	2.820 2（2.662 8，2.977 7）***
Wave2006	0.184 9（0.089 0，0.280 7）***	0.126 3（0.009 3，0.243 3）*
Log likelihood	-6 793.805 6	-6 031.381 2
N	1 316	1 160

注：*、** 和 *** 分别代表在 5%、1% 和 0.1% 的显著性水平下显著，且结果统一保留四位小数。

4.4 青少年饮食行为传播分析

除了消极体力活动之外，不健康饮食也是导致青少年肥胖的主要原因之一，本节通过研究不健康饮食行为在青少年社会关系中的传播情况并将之与消极体力活动行为对比，以作为敏感性分析内容。在饮食行为方面，Sawka 等研究者专门针对青少年的饮食行为进行分析，发现他们非常容易受到朋友的影响[111]。当朋友采取不健康的饮食行为时，青少年的饮食行为也会逐渐变得不再健康。对于不健康饮食行为，"洋快餐"如麦当劳和肯德基等高脂肪高热量的食物的摄入是导致青少年超重和肥胖的一个非常重要的原因。因此，本文以"洋快餐"的摄入量为视角来研究青少年的不健康饮食行为。根据青少年调查问卷中关于"洋快餐"摄入量的问题如"过去三个月中，你吃了多少'洋快餐'？如麦当劳、肯德基等"，获得青少年对"洋快餐"的摄入量，以定义其不健康饮食行为强度。

本节的因变量是"洋快餐"的摄入量，为非负计数型变量，且因变量的方差远大于其均值。因此，我们从不同朋友类型和亲密程度两个角度，研究了朋友对青少年饮食行为的影响。构建负二项回归模型如下：

$$\ln\{E(Y_1)\} = \beta_0 + \beta_1 \cdot \text{Fastfood}_{peer} + \beta_2 \cdot X + \varepsilon_p \quad (4.9)$$

在式 (4.9) 中，Y_1 表示青少年的饮食行为，即"洋快餐"的摄入量。Fastfood_{peer} 为青少年朋友的饮食行为。

4.4.1 基于朋友范围

根据 4.4 节中的模型，研究了不同朋友范围如学校朋友和同龄朋友对青少年饮食行为的影响。针对同龄朋友影响的回归，由表 4.9 和表 4.10 的结果可以看到，无论在全样本、男性青少年样本还是女性青少年样本中，同龄朋友的饮食行为都对青少年的饮食行为具有显著的正向影响。在全样本中，朋友"洋快餐"的摄入量每增加 1 单位，引起青少年"洋快餐"摄入量增加 3.30%；在男性青少年人群中，朋友"洋快餐"摄入量的增加也显著地影响男孩"洋快餐"的摄入量的增加；在女性青少年人群中，朋友"洋快餐"摄入量的增加引起个体洋快餐摄入量增加 3.25%。另外，城镇化指标和家庭收入也对青少年的饮食行为有显著的影响。而个体的年龄对女孩的饮食行为有显著的影响，对男孩的饮食行为的影响则不显著。

表 4.9 同龄朋友对青少年饮食行为的影响

变量	全样本	
	回归系数	（95%置信区间）
PPIA	0.0330***	(0.0230, 0.0429)
Age	0.0332	(-0.0134, 0.0799)
Sex	0.0489	(-0.1099, 0.2078)
Household income	0.2302***	(0.1271, 0.3334)
Urban	0.0912	(-0.0988, 0.2812)
Urbanization	0.0369***	(0.0311, 0.0427)
Wave2011	0.3072**	(0.0953, 0.5191)
Wave2009	0.1460	(-0.0889, 0.3811)
Wave2006	-0.0050	(-0.2577, 0.2477)
Log likelihood	-2 276.9301	
N	2 046	

注：** 和 *** 分别代表在1%和0.1%的显著性水平下显著，且结果统一保留四位小数。

表 4.10 同龄朋友对男性和女性青少年饮食行为的影响

变量	男性青少年	女性青少年
	回归系数（95%置信区间）	回归系数（95%置信区间）
PPIA	0.0380 (0.0197, 0.0563)***	0.0325 (0.0199, 0.0451)***
Age	-0.0280 (-0.0954, 0.0393)	0.0871 (0.0210, 0.1532)**
Household income	0.2298 (0.0800, 0.3797)**	0.2170 (0.0705, 0.3635)**
Urban	0.0829 (-0.2029, 0.3687)	0.1063 (-0.1537, 0.3665)
Urbanization	0.0367 (0.0278, 0.0457)***	0.0388 (0.0305, 0.0471)***

续表

变量	男性青少年	女性青少年
	回归系数（95%置信区间）	回归系数（95%置信区间）
Wave2011	0.487 4（0.175 9，0.798 8）**	0.112 9（-0.184 9，0.410 9）
Wave2009	0.383 3（0.046 9，0.719 7）*	-0.089 7（-0.430 1，0.250 5）
Wave2006	0.089 0（-0.284 2，0.462 4）	-0.081 2（-0.431 3，0.268 9）
Log likelihood	-1 175.958 5	-1 094.158 6
N	1 071	979

注：*、** 和 *** 分别代表在5%、1%和0.1%的显著性水平下显著，且结果统一保留四位小数。

针对学校朋友影响的回归，由表4.11和表4.12的结果可知，学校朋友的饮食行为对青少年的饮食行为也具有显著的正向影响，而且这种影响在全样本、男性青少年样本和女性青少年样本的回归结果中都是非常显著的。学校朋友"洋快餐"的摄入量每增加1个单位，引起青少年、男性青少年和女性青少年"洋快餐"的摄入量分别增加4.13%、3.34%和5.47%。同时，城镇化指标和家庭收入对青少年的饮食行为也有显著的影响。由此可知，无论是同龄朋友还是学校朋友关系，朋友的饮食行为都极大地影响着青少年的饮食行为，但这种影响在男孩和女孩中则没有显著差异。

表4.11 学校朋友对青少年饮食行为的影响

变量	全样本	
	回归系数	（95%置信区间）
PPIA	0.041 3***	(0.024 3，0.058 3)
Age	0.033 6	(-0.013 4，0.080 8)
Sex	0.060 7	(-0.098 3，0.219 9)
Household income	0.223 8***	(0.120 7，0.326 9)
Urban	0.092 9	(-0.106 6，0.292 4)
Urbanization	0.038 3***	(0.032 1，0.044 4)

续表

变量	全样本	
	回归系数	(95%置信区间)
Wave2011	0.3536**	(0.1441, 0.5631)
Wave2009	-0.1944	(-0.0851, 0.3850)
Wave2006	-0.0463	(-0.2928, 0.2001)
Log likelihood	-2286.0268	
N	2046	

注：** 和 *** 分别代表在1%和0.1%的显著性水平下显著，且结果统一保留四位小数。

表4.12 学校朋友对男性和女性青少年饮食行为的影响

变量	男性青少年	女性青少年
	回归系数（95%置信区间）	回归系数（95%置信区间）
PPIA	0.0334 (0.0065, 0.0603)***	0.0547 (0.0319, 0.0775)***
Age	-0.0252 (-0.0922, 0.0417)	0.0907 (0.0233, 0.1582)**
Household income	0.2178 (0.0695, 0.3660)**	0.1929 (0.0453, 0.3405)*
Urban	0.0461 (-0.2572, 0.3494)	0.1515 (-0.1194, 0.4224)
Urbanization	0.0392 (0.0299, 0.0484)***	0.0389 (0.0302, 0.0475)***
Wave2011	0.5364 (0.2318, 0.8411)**	0.1309 (-0.1650, 0.4269)
Wave2009	0.3783 (0.0446, 0.7120)*	-0.0907 (-0.4310, 0.2495)
Wave2006	0.0343 (-0.3239, 0.3926)	-0.1377 (-0.4797, 0.2043)
Log likelihood	-1182.5448	-1095.9641
N	1071	979

注：*、** 和 *** 分别代表在5%、1%和0.1%的显著性水平下显著，且结果统一保留四位小数。

4.4.2　基于朋友关系亲密程度

根据上述研究结果可知，学校朋友和同龄朋友的饮食行为对青少年的饮食行为都有显著的影响。基于此，在考虑了朋友关系亲密程度后，我们进一步研究朋友对青少年饮食行为的影响。针对同龄朋友影响的回归，由表4.13的结果可以看到，在全样本的回归结果中，朋友的饮食行为对青少年的饮食行为有显著的正向影响，朋友"洋快餐"摄入量的增加引起青少年"洋快餐"摄入量增加9.94%。由表4.14的结果可知，在男性青少年和女性青少年的回归结果中，朋友的饮食行为对青少年的饮食行为也具有显著的影响。朋友"洋快餐"摄入量的增加引起男性青少年和女性青少年"洋快餐"摄入量增加10.79%和10.31%。另外，城镇化指标和家庭收入对青少年饮食行为的影响仍然是显著的。

表4.13　同龄朋友亲密程度对青少年饮食行为的影响

变量	全样本	
	回归系数	（95%置信区间）
PPIA	0.099 4***	(0.064 5, 0.134 4)
Age	0.034 8	(-0.011 8, 0.081 5)
Sex	0.045 5	(-0.112 8, 0.204 0)
Household income	0.222 1***	(0.119 3, 0.324 8)
Urban	0.084 5	(-0.112 8, 0.204 0)
Urbanization	0.037 8***	(0.032 0, 0.043 6)
Wave2011	0.318 2**	(0.108 2, 0.528 2)
Wave2009	0.135 5	(-0.098 3, 0.369 4)
Wave2006	-0.013 9	(-0.265 6, 0.237 7)
Log likelihood	-2 292.822 9	(-6.156 2, -4.506 2)
N	2 046	

注：** 和 *** 分别代表在1%和0.1%的显著性水平下显著，且结果统一保留四位小数。

在表4.15和表4.16中，基于学校朋友的回归结果表明，学校朋友"洋快餐"的摄入量对青少年和女性青少年在1‰的水平下有显著的影响，即学校朋友"洋快餐"的摄入量每增加1个单位，引起青少年和女性青少年"洋快餐"摄入量增加14.24%和18.15%。然而,学校朋友"洋快餐"的摄入量对男性青少年"洋快餐"摄入量的影响并不显著。同时,城镇化指标和家庭收入对青少年饮食行为的影响仍然是显著的。因此,在考虑了朋友关系的亲密程度后,同龄朋友和学校朋友的饮食行为对青少年的饮食行为都具有显著的影响。然而,同龄朋友对青少年饮食行为的影响在不同性别间的差异并不显著,学校朋友对青少年饮食行为的影响在男孩和女孩中有显著的差异。

表4.14 同龄朋友亲密程度对男性和女性青少年饮食行为的影响

变量	男性青少年	女性青少年
	回归系数（95%置信区间）	回归系数（95%置信区间）
PPIA	0.1079（0.0403,0.1754）***	0.1031（0.0602,0.1460）***
Age	-0.0269（-0.0941,0.0402）	0.0897（0.0235,0.1560）**
Household income	0.2162（0.0677,0.3647）**	0.2139（0.0682,0.3596）**
Urban	0.0845（-0.2003,0.3695）	0.0954（-0.1646,0.3554）
Urbanization	0.0374（0.0287,0.0462）***	0.0396（0.0314,0.0479）***
Wave2011	0.5013（0.1937,0.8090）**	0.1207（-0.1744,0.4159）
Wave2009	0.3622（0.0285,0.6959）*	-0.0959（-0.4336,0.2418）
Wave2006	0.0601（-0.3114,0.4317）	-0.0750（-0.4226,0.2724）
Log likelihood	-1183.1425	-1102.9203
N	1071	979

注：*、**和***分别代表在5%、1%和0.1%的显著性水平下显著,且结果统一保留四位小数。

表4.15 学校朋友亲密程度对青少年饮食行为的影响

变量	全样本	
	回归系数	（95%置信区间）
PPIA	0.1424***	(0.0785,0.2062)
Age	0.0344	(-0.0126,0.0816)

续表

变量	全样本	
	回归系数	(95%置信区间)
Sex	0.050 9	(0.108 1, 0.210 0)
Household income	0.221 4***	(0.118 1, 0.324 6)
Urban	0.090 1	(-0.109 6, 0.289 9)
Urbanization	0.038 5***	(0.032 3, 0.044 7)
Wave2011	0.357 9**	(0.148 7, 0.567 2)
Wave2009	0.151 1	(-0.083 9, 0.386 1)
Wave2006	-0.051 8	(-0.298 5, 0.194 9)
Log likelihood	-2 287.341 2	
N	2 046	

注：** 和 *** 分别代表1%和0.1%的显著性水平下显著，且结果统一保留四位小数。

表4.16　学校朋友亲密程度对男性和女性青少年饮食行为的影响

变量	男性青少年	女性青少年
	回归系数（95%置信区间）	回归系数（95%置信区间）
PPIA	0.107 4（-0.005 2, 0.220 1）	0.181 5（0.103 9, 0.259 1）***
Age	-0.024 6（-0.091 6, 0.042 3）	0.092 2（0.024 8, 0.159 7）**
Household income	0.211 8（0.063 9, 0.359 7）**	0.201 4（0.054 2, 0.348 7）**
Urban	0.034 6（-0.268 3, 0.337 6）	0.159 6（-0.112 2, 0.431 5）
Urbanization	0.039 6（0.030 4, 0.048 8）***	0.038 8（0.030 1, 0.047 5）***
Wave2011	0.538 8（0.234 7, 0.842 9）***	0.142 7（-0.152 2, 0.437 6）
Wave2009	0.375 2（0.042 1, 0.708 4）*	-0.082 9（-0.423 2, 0.257 3）
Wave2006	0.027 6（-0.330 5, 0.385 9）	-0.142 6（-0.485 7, 0.200 4）
Log likelihood	-1 183.615 1	-1 096.406 5
N	1 071	979

注：*、** 和 *** 分别代表在5%、1%和0.1%的显著性水平下显著，且结果统一保留四位小数。

4.5 结论及启示

4.5.1 结论

本章以青少年为研究对象,从关系类型如亲子和朋友关系、关系范围如学校朋友和同龄朋友、关系的亲密程度三个层面,通过构建负二项回归模型,研究了社会关系人群对青少年健康行为的影响。

(1) 不同关系和关系范围对青少年消极体力活动行为的影响

研究结果表明,在学校朋友和同龄朋友两种朋友关系定义下,父亲、母亲和朋友的消极体力活动对青少年的消极体力活动都具有显著的正向影响,然而朋友对男性和女性青少年的消极体力活动行为的影响具有显著的差异;基于关系范围的研究发现,学校朋友和同龄朋友对青少年的消极体力活动都有显著的影响。

(2) 不同关系亲密程度对青少年消极体力活动行为的影响

研究结果表明,在考虑了不同关系亲密程度后,父亲、母亲和朋友的消极体力活动对青少年的消极体力活动仍都具有显著的正向影响,且随着亲密程度的加深,影响程度加深。另外,与未考虑关系亲密程度相比,母亲和朋友对青少年消极体力活动行为的影响在不同性别中有显著的差异。这也说明了在研究社会关系对个体健康行为影响中,应考虑不同关系亲密程度的重要性。

(3) 朋友类型和关系亲密程度对青少年饮食行为的影响

研究结果表明,同龄朋友和学校朋友对青少年的饮食行为都具有显著的影响。在考虑朋友关系亲密程度后,与朋友对青少年体力活动行为影响相比,不同朋友类型对青少年饮食行为的影响具有显著的差异。

4.5.2 启示

本章研究结果表明,父亲、母亲和朋友的健康行为对青少年的健康行为都具有显著的正向影响。比如,父母亲的长时间静坐和看电视等消极体力活动行为极大地影响着青少年的长时间静坐和看电视等消极体力活动行为。朋友的消极体力活动也对青少年的消极体力活动有显著的影响。这些结果表明，通过了解社会关系人群对青少年健康行为影响的程度，政府可以设计合适的青少年健康行为干预政策以提高青少年健康水平。

在实际中，青少年对不同关系下行为的主观倾向性也可能影响其行为的发展。比如，当更在乎被父母亲表扬时，青少年往往更偏向于顺从父母的行为；当更在乎被朋友喜欢时，青少年则往往具有和朋友相似的行为以增加其在朋友中的受欢迎度。因此，在通过父母和朋友引导青少年健康保护行为的过程中，还应考虑青少年在不同关系下的行为倾向性。另外，应分别针对男性和女性青少年，制定不同的引导策略。

4.6　本章小结

本章利用中国健康与营养调查青少年相关数据，从关系类型、关系范围和关系亲密程度三个层次，通过构建负二项回归模型，研究了社会关系因素与青少年消极体力活动之间的关系。研究结果表明，父亲、母亲和朋友的消极体力活动对青少年的消极体力活动都具有显著的正向影响，而朋友对青少年消极体力活动的影响在不同的性别中有显著的差异。在关系范围层面，两种朋友对青少年消极体力活动都有显著影响；在关系亲密程度层面，朋友和母亲对男性和女性青少年行为的影响发生了巨大的变化。此外，在不健康饮食行为的敏感性分析中，研究发现，与消极体力活动行为对比，在饮食行为方面，不同朋友类型对青少年饮食行为的影响具有显著的差异。因此，本章内容对于分析基于关系类型、关系范围和关系亲密程度的健康行为的传播具有重要的理论意义。同时，本研究也表明通过父母亲和朋友来引导青少年进行积极体力活动和饮食行为的重要性。

第 5 章 对立性健康行为的社会传播研究

通过第 3 章和第 4 章的研究可知,社会网络对个体的健康行为具有显著的影响,且这种影响在不同的社会关系类型中存在差异性。然而,这些研究虽然分析了多种行为的传播过程,却往往是将它们单独考虑的。实际上,健康行为传播是一个非常复杂的过程,多种行为往往同时存在于一个网络结构之中,且它们之间相互影响。比如,积极体力活动和消极体力活动这两种相互对立的健康行为往往同时存在于个体的社会生活之中,提升个体的消极体力活动时间显然会降低他的积极体力活动时间,反之亦然。因此,研究社会网络中对立性健康行为的传播情况及相互影响是非常重要的。基于此,本研究分析了个体的积极体力活动和消极体力活动两种健康行为在夫妻关系上的竞争性传播过程。

5.1 研究背景

随着居民生活水平的提高和生活方式的改变,人们的工作、交通等变得越来越便捷,导致体力活动水平逐渐降低。然而,体力活动的不足引发了许多慢性疾病的发生[119]。比如,根据世界卫生组织报告,在发达国家,由体力活动不足造成的疾病负担是总疾病负担的 3%,其中,体力活动不足对心血管疾病的贡献率为 20%,对中风疾病的贡献率为 10%[120]。在中国,相关研究也表明,体力活动不足导致五大慢性非传染性疾病的发病率增加了 12%~19%,进而引起的医疗和非医疗费用增加了 15%[71]。由此可知,不论在发达国家还是发展中国家,体力活动不足都已经成为人们主要的健康问题之一,且已成为全球第四大死亡风险因素之一[121]。

学者们对体力活动行为的研究展开了深入的探索，并把人们的体力活动行为按照其作用分为了不同的类型[122]。比如，世界卫生组织将个体的体力活动按照其不同结果分为积极体力活动和消极体力活动。积极体力活动包括个体在休闲时间参与的跑步、游泳和各种球类运动等，且已被证明对人们的健康有显著的正向影响[123]。而消极的体力活动则包括看电视、网上浏览和购物等静坐活动，对人们的健康有显著的负向影响[12,13]。显然，两种行为同时存在于人们的日常生活之中，人们的健康水平也往往是两者共同作用的结果。因此，探讨影响人们参与积极体力活动和消极体力活动的因素有助于提高人们的体力活动水平，进而提高社会的公共健康水平。

社会网络，或人们通过特定模式的接触构成的交互网络，在不同的人群中都能影响人们的积极体力活动和消极体力活动行为[124,125]。而其中的夫妻或情侣关系，通常被认为是影响个体健康相关行为的主要影响因素[126,127]。夫妻或情侣之间往往具有相似的行为模式和习惯[127]。比如，Cornelius 等研究者利用美国康涅狄格州2007—2011年诊所的调查数据，通过对夫妻间健康行为的研究发现，夫妻间不仅具有相似的体力活动，还具有相似的饮食习惯和饮酒行为[128]。而 Aalsma 等研究者利用美国青少年调查数据，以80对美国青少年情侣为研究对象，发现青少年情侣间的健康危害行为具有显著的相似性[129]。另外，夫妻或情侣关系往往能改善个体的健康行为习惯，从而提高健康水平。大量的研究表明，无论对男性还是女性，婚姻和同居关系都能极大地降低人们慢性非传染性疾病的发病率和死亡率[130,131]。这是因为在夫妻关系中，两者之间的相互影响是存在着显著差异的。当考虑夫妻间的主导权时，拥有主导权的一方能有效影响另一方行为的改变[132]。因此，需要我们进一步了解夫妻之间的行为究竟是如何转变并变得相似的，尤其是当同时存在积极和消极的健康行为时，夫妻关系是否有助于降低两者的消极体力活动强度，提高两者的积极体力活动强度。

然而，在现有的针对夫妻关系的个体健康行为的研究中，大多只关注单一健康相关行为的传播情况，而同时考虑积极体力活动和消极体力活动这两种对立性行为在夫妻关系中传播的研究较少。另外，虽然一些相关研究发现了夫妻间体力活动行为的相似性，但主要使用横截面的数据，并不能观察这种夫妻间的影响随时间的变化情况[133,134]。此外，在现有的研究中，关于个体体力活动行为的测量大多基于个体主观的回答和认识[135,136]，缺乏对个体体力活动的客观度量，从而产生较大的偏差。因此，本研究基于具有全国代表性的中国调查数据，从个体的积极体力活动和消极体力活动两个角度出发，并依据世界卫生组织推荐的成人体力活动水平来测量个体的体力活动情况，从而研究社会网络中夫妻关系对个体两种对立性健康行为的影响，进而纵向分析了夫妻关系对个体积极体力活动随时间变化的影响。

5.2 研究变量和模型构建

5.2.1 研究变量描述

本章数据来自由北卡罗来纳大学和中国疾病与预防控制中心合作调查的针对中国居民的健康与营养调查数据。由于对个体的休闲时间体力活动的调查是从 2004 年开始的，因此，本文首先分析 2004 年个体的两种体力活动行为情况，并进一步分析个体体力活动从 2004—2011 年 7 年间的变化。为了研究这些问题，首先，我们从成人调查问卷获得了个体的基本信息特征，如年龄、性别、教育水平、家庭收入、体重指数、患病史、积极体力活动、消极体力活动和个体对体力活动重要性的认知等。其次，我们根据家庭关系问卷调查和成人问卷调查获得了调查个体配偶的积极体力活动和消极体力活动时间。最后，我们根据家庭和社区调查问卷获得家庭人均收入和城镇化指标。在横截面的分析中，我们以 2004 年已婚成年人为研究样本，并分析他们的积极体力活动行为和消极体力活动行为。在最后获取的数据集中，我们剔除了在年龄、性别、教育水平、积极体力活动和消极体力活动等关键变量上有缺失的样本，最终样本数为 6 837 个。在纵向数据分析中，我们以同时参与 2004 年和 2011 年调查的已婚成年人为研究对象，共获得样本数 3 881 个。

为了研究本章问题，我们分三个层次进行分析，从而分别定义了三个因变量。首先，本章横向分析了夫妻关系对个体积极体力活动和消极体力活动的影响，以分析夫妻之间的行为是否具有相似性，并以个体的积极体力活动和消极体力活动强度为研究的因变量。其次，通过纵向数据，本章进一步分析了夫妻关系对个体体力活动改变的影响，从而分析夫妻关系是否有助于改善个体的健康状况。此时，研究的因变量为个体的积极体力活动改变和消极体力活动的改变。最后，根据世界卫生组织建议的成人体力活动标准，本研究分析了夫妻关系是否有助于个体体力活动达标，研究的因变量为个体的体力活动是否达标。

具体来说，首先，个体的积极体力活动强度包括个体参与武术、体操、舞蹈、田径、游泳和各种球类运动等花费的时间的总量。个体的消极体力活动强度则包括个体看电视、看录像和网络游戏等花费的时间的总量。其次，我们采用2011年积极体力活动强度与2004年的积极体力活动强度的差值来表示个体积极体力活动的改变。相应地，个体消极体力活动的改变由其2011年消极体力活动强度减去2004年的消极体力活动强度。最后，对于个体的体力活动是否达标这一因变量，我们根据个体的工作时间体力活动、上下班交通体力活动和休闲时间积极体力活动获得了个体总的体力活动时间。根据世界卫生组织建议的成人体力活动标准，即150分钟/每周，若个体的体力活动满足该标准则取值为1，否则取值为0。

本研究所考虑的解释变量为个体社交关系中夫妻关系的行为和活动，包括配偶的积极体力活动和消极体力活动行为。其中，配偶的体力活动强度变量、体力活动改变变量，以及体力活动是否达标变量与调查个体同类变量的获取方式一致。其他的控制变量则如表5.1所示，其中，包括年龄、性别等个体属性变量，还包括家庭层面和社会层面的相关变量。

表 5.1 对立性健康行为及相关研究变量定义和说明

变量分类	变量名称	变量描述
因变量	PA	个体积极体力活动，时/周
	PIA	个体消极体力活动，时/周
	PAC	个体积极体力活动改变，时/周
	PIAC	个体消极体力活动改变，时/周
	PAS	个体体力活动是否满足世界卫生组织建议标准，不满足=0，满足=1

续表

变量分类	变量名称	变量描述
自变量	SPA	配偶积极体力活动，时/周
	SPAC	配偶积极体力活动改变，时/周
	SPIA	配偶消极体力活动，时/周
	SPIAC	配偶消极体力活动改变，时/周
	SPAS	配偶体力活动是否满足世界卫生组织建议标准，不满足=0，满足=1
协变量	Age	年龄，连续变量（岁）
	Sex	性别，0/1变量，女=0，男=1
	Education	教育水平，小学毕业及以下=1，初中毕业=2，高中毕业及以上=3
	Household income	家庭收入，分类变量，低等收入=1，中等收入=2，高等收入=3
	Urbanization	城镇化指标，连续变量
	BMI	体重指数（kg/m²），体重过轻=1，体重正常=2，超重=3，肥胖=4
	PA priority	体力活动重要性认知，不重要=0，重要=1

5.2.2 对立健康行为传播模型

首先，我们利用 2004 年的调查数据，通过构建一般线性回归模型，研究了夫妻一方积极体力活动和消极体力活动对另一方的影响，以分析夫妻的健康行为是否具有显著的相似性。具体模型如下：

$$\mathrm{PA} = \beta_0 + \beta_1 \cdot \mathrm{SPA} + \beta_2 \cdot \mathrm{PIA} + \beta_3 \cdot X + \varepsilon_1 \quad (5.1)$$

$$\mathrm{PIA} = \beta_0 + \beta_1 \cdot \mathrm{SPIA} + \beta_2 \cdot \mathrm{PA} + \beta_3 \cdot X + \varepsilon_2 \quad (5.2)$$

在式（5.1）和式（5.2）中，PA 表示个体的积极体力活动水平，SPA 为配偶的积极体力活动水平，PIA 为个体的消极体力活动水平，SPIA 为配偶的消极体力活动水平。X 为模型中的协变量，如个体年龄、性别、教育水平、家庭收入、城镇化水平、体重指数和个体对体力活动重要性认知，ε_1 和 ε_2 为随机变量。

其次，我们通过构建线性模型纵向分析了配偶 2004—2011 年积极体力活动和消极体力活动变化对个体行为变化的影响，以研究夫妻关系是否能改变个体的行为。具体模型如下：

$$\text{PAC} = \beta_0 + \beta_1 \cdot \text{SPAC} + \beta_2 \cdot \text{PIAC} + \beta_3 \cdot X + \varepsilon_3 \quad (5.3)$$

$$\text{PIAC} = \beta_0 + \beta_1 \cdot \text{SPIAC} + \beta_2 \cdot \text{PAC} + \beta_3 \cdot X + \varepsilon_4 \quad (5.4)$$

在式（5.3）和式（5.4）中，PAC 和 PIAC 表示个体积极或消极体力活动水平从 2004—2011 年的变化，SPAC 和 SPIAC 表示其配偶的积极或消极体力活动水平从 2004—2011 年的变化。

最后，我们以 2004 年未满足世界卫生组织建议的体力活动时间的个体为研究对象，通过构建 Logistic 模型分析夫妻关系对个体 2011 年是否满足世界卫生组织建议体力活动标准的影响，以研究夫妻关系是否有助于提高个体的健康行为水平。具体模型如下：

$$\ln\left(\frac{p(\text{PAS}=1)}{1-p(\text{PAS}=1)}\right) = \beta_0 + \beta_1 \cdot \text{SPAS} + \beta_2 \cdot X + \varepsilon_5 \quad (5.5)$$

在式（5.5）中，PAS 表示个体在 2011 年是否满足世界卫生组织建议的体力活动标准。SPAS 表示配偶是否满足世界卫生组织建议的体力活动标准。针对 SPAS，本研究考虑了三种情况：配偶仅在 2004 年满足世界卫生组织建议的体力活动标准，配偶仅在 2011 年满足世界卫生组织建议的体力活动标准，配偶在 2004 年和 2011 年都满足世界卫生组织建议的体力活动标准，以分别分析三种情况的影响强度。

5.3 对立健康行为传播结果

5.3.1 研究样本特征分析

表 5.2 描述了 2004 年和 2011 年的样本特征。总的来说，参与 2011 年

调查的样本平均年龄高于 2004 年调查人群平均年龄，年龄均值分别为 51.75 和 48.28。在 2004 年和 2011 年的调查样本中，男性所占比例分别为 49.69% 和 50.13%。在教育水平和家庭收入方面，在 2011 年，初中毕业和高中毕业及以上人群分别为 35.36% 和 32.83%，家庭收入中等及以上为 72.48%。在 2004 年初中毕业和高中毕业及以上人群分别为 35.15% 和 23.46%，家庭收入中等及以上为 70.22%。因此 2011 年相比于 2004 年人们的生活和教育水平都有明显的提升。然而，参与 2011 年调查的样本城镇化指标较 2004 年调查样本高，并具有较高的超重人群（分别为 42.99% 和 38.38%）和肥胖人群（分别为 15.38% 和 12.48%），这表明人们的健康水平降低了，尽管人们对于体育锻炼的重要性认知从 2004 年的 83.95% 增加到 2011 年的 89.66%。另外，在 2004 年到 2011 年，成人积极体力活动时间均值分别为 17.55 小时/周和 15.83 小时/周，消极体力活动时间均值分别为 26.62 和 35.91 小时/周。从 2004 年到 2011 年，人们的消极体力活动时间增加了。因此，从描述性变量统计的结果进一步验证了我们在引言部分提出的研究背景和研究问题。

表5.2 对立性健康行为研究变量特征描述

变量	2004 年 均值（方差）	2011 年 均值（方差）
年龄	48.28（13.16）	51.75（13.20）
城镇化指标	63.37（20.26）	72.26（19.21）
积极体力活动	17.55（17.86）	15.83（25.22）
消极体力活动	26.62（26.26）	35.91（30.09）
变量	样本数（比例）	样本数（比例）
性别		
男	49.69%	50.13%
女	50.31%	49.87%
教育水平		
小学及以下	41.39%	31.81%
初中	35.15%	35.36%
高中及以上	23.46%	32.83%

续表

变量	2004 年 均值（方差）	2011 年 均值（方差）
家庭收入		
低等收入	29.78%	27.52%
中等收入	35.07%	36.15%
高等收入	35.15%	36.33%
体重指数		
偏瘦	5.31%	3.67%
正常	43.84%	37.96%
超重	38.38%	42.99%
肥胖	12.48%	15.38%
体力活动重要性		
重要	83.95%	89.66%
不重要	16.05%	10.34%
体力活动达标	3 225/3 581	4 442/5 207
达标	52.62%	53.96%
不达标	47.38%	46.04%
样本量	6 837	9 657

5.3.2　个体与配偶体力活动行为的相似性

我们利用横向数据分析了夫妻之间的体力活动行为是否具有相似性，包括积极体力活动和消极体力活动两个方面。对于积极体力活动来说，由表 5.3 回归结果可知，配偶的积极体力活动与个体的积极体力活动行为在 1% 的水平下具有显著的正向影响，说明了配偶的积极体力活动具有显著的相似性。配偶参与积极体力活动时间增加，将引起个体积极体力活动时间增加 16.14%。而个体的消极体力活动对个体的积极体力活动行为有显著的负向影响，个体消极体力活动时间每变化 1 个单位，积极体力活动时间将减少 12.22%。另外，其他的控制变量对个体的积极体力活动行为也具有显著影响。比如，年龄对个体积极体力活动行为也有显著的影响，随着年龄的增加，个体更倾向于积极体力活动。这意味着随着年龄的增长，人们可能更加意识到健康的重要性。在教育水平方面，个体的教育水平越高，个体参与积极体力活动的时间越少，这可能是因为受教育水平高的个体参与的工作和活动更偏向于脑力活动而少体力活动。城镇化指标对个体的积极体力活动行为在1%的水平下具有显著的负向影响，这也表明了随着中国城镇化的发展，人们的体力活动水平下降了。而家庭收入、体重指数和个体对体力活动的重视度对个体积极体力活动的影响并不显著。值得一提的是，性别对个体的积极体力活动有正向的显著性影响。和女性相比，男性参与积极体力活动时间比女性时间长。这意味着夫妻关系中，男女之间存在显著的差别，那男对女的影响和女对男的影响是否也存在显著的差别呢？

表5.3 配偶对个体积极体力活动的影响

变量	全样本	
	回归系数	(95% CI)
SPA	0.4419***	(0.2113, 0.6725)
PIA	-0.1222***	(-0.1551, -0.0893)
Age	-0.2642***	(-0.3718, -0.1567)
Sex	10.3828***	(8.4474, 12.3181)
Education	-0.8380*	(-1.6707, -0.0052)
Household income	0.7575	(-0.0381, 1.5532)
BMI	-0.6368	(-1.4691, 0.1953)
Urbanization	-0.1746***	(-0.2763, -0.0729)
PA priority	-0.1130	(-2.0602, 1.8341)
Adjusted R^2	0.3305	
N	6 777	

注：* 和 *** 分别代表在5%和0.1%的显著性水平下显著，且结果统一保留四位小数。

针对不同性别积极体力活动的差异，我们分别对男性样本和女性样本进行了回归。在表5.4的回归结果中，可以看到无论在男性样本还是女性样本中，配偶的积极体力活动行为都显著地影响着个体的积极体力活动行为。妻子积极体力活动时间每增加1个小时，个体的积极体力活动时间将增加47.16%；丈夫积极体力活动时间每增加1个小时，个体的积极体力活动时间将增加42.28%。另外，男性或女性的消极体力活动也都在1‰的水平下对个体的积极体力活动有显著的负向影响。男性的消极体力活动每增加1个单位，将引起其积极体力活动减少13.95%，女性的消极体力活动每增加1个单位，将引起其积极体力活动减少9.31%。研究还发现，年龄和教育水平对个体的积极体力活动的影响在不同性别间有显著的差异。而随着城镇化水平的提高，男性和女性的积极体力活动水平都有所下降。

表5.4 配偶对个体（区分性别）积极体力活动的影响

变量	男性	女性
	回归系数（95%CI）	回归系数（95%CI）
SPA	0.4716（0.2364，0.7068）***	0.4228（0.1905，0.6552）***
PIA	−0.1395（−0.1880，−0.0910）***	−0.0931（−0.1316，−0.0546）***
Age	−0.3914（−0.4941，−0.2888）***	−0.1110（−0.2582，0.0361）
Education	−1.8035（−2.8920，−0.7149）**	0.1871（−1.1813，1.5556）
Household income	0.6611（−0.4674，1.7897）	0.7939（−0.4814，2.0694）
BMI	0.0218（−1.1713，1.2151）	−1.2273（−2.3336，−0.1209）*
Urbanization	−0.1646（−0.2720，−0.0572）**	−0.1890（−0.2989，−0.0791）***
PA priority	−1.9122（−4.7176，0.8932）	1.4771（−0.8609，3.8152）
Adjusted R^2	0.3591	0.2948
N	3368	3409

注：*、** 和 *** 分别代表在5%、1% 和0.1% 的显著性水平下显著，且结果统一保留四位小数。

对于消极体力活动来说，由表5.5回归结果可知，配偶的消极体力活动与个体的消极体力活动行为在1%的水平下具有显著的正向影响，代表着夫妻的消极体力活动也具有显著的相似性。其中，配偶参与消极体力活动时间每增加1小时，将引起个体消极体力活动时间增加32.25%。个体的积极体力活动对其自身的消极体力活动呈现负向的影响。个体积极体力活动时间每增加1小时，将引起个体消极体力活动时间减少10.26%。另外，对于其他的协变量来说，和年纪较大者相比，年轻人群基于社会工作和学习的压力，更倾向于消极体力活动。随着城镇化的发展，居民社区设施的提高虽然为人们参与积极体力活动带来了便利，但各种娱乐活动（如看电视，玩电脑游戏和网上购物等）促使人们的消极体力活行为增加。

表 5.5　配偶对个体消极体力活动的影响

变量	全样本	
	回归系数	(95% CI)
SPA	0.3225***	(0.2371, 0.4079)
PIA	−0.1026***	(−0.1568, −0.0483)
Age	−0.2336***	(−0.2910, −0.1762)
Sex	4.6902***	(3.2194, 6.1611)
Education	5.4073***	(4.3607, 6.4538)
Household income	2.5577***	(1.7096, 3.4058)
BMI	0.1580	(−0.5874, 0.9034)
Urbanization	0.0754**	(0.0318, 0.1191)
PA priority	1.6225*	(0.2039, 3.0410)
Adjusted R^2	0.2768	
N	6786	

注：*、** 和 *** 分别代表在 5%、1% 和 0.1% 的显著性水平下显著，且结果统一保留四位小数。

由表 5.5 的结果可知，性别在个体的消极体力活动行为中同样具有显著的差异。根据表 5.6 的回归结果，可以看到，无论在男性样本还是女性样本中，配偶的消极体力活动行为都显著地影响着个体的消极体力活动行为。妻子消极体力活动时间每增加1小时，丈夫的消极体力活动时间将增加 41.28%；丈夫消极体力活动时间每增加 1 小时，妻子的消极体力活动时间将增加 26.60%。从而，在消极体力活动中，妻子的影响比丈夫的影响更强。同时，男性或女性的积极体力活动对其自身的消极体力活动也有显著的负向影响。

表 5.6　配偶对个体（区分性别）消极体力活动的影响

变量	男性	女性
	回归系数（95% CI）	回归系数（95% CI）
SPA	0.412 8（0.346 9，0.478 7）***	0.266 0（0.170 4，0.361 6）***
PIA	-0.142 8（-0.216 7，-0.068 9）***	-0.059 5（-0.102 0，-0.017 0）**
Age	-0.205 8（-0.289 6，-0.121 9）***	-0.246 0（-0.321 6，-0.170 4）***
Education	4.655 5（3.276 7，6.034 4）***	6.048 9（4.717 4，7.380 4）***
Household income	3.082 3（1.880 0，4.284 6）***	1.971 4（0.811 4，3.131 4）**
BMI	0.660 4（-0.474 5，1.795 5）	-0.351 7（-1.350 2，0.646 8）
Urbanization	0.060 9（-0.002 9，0.124 8）	0.079 6（0.025 5，0.133 8）**
PA priority	1.989 7（-0.012 3，3.986 9）	1.040 8（-0.905 9，2.987 6）
Adjusted R^2	0.273 4	0.293 3
N	3 374	3 412

注：** 和 *** 分别代表在 1% 和 0.1% 的显著性水平下显著，且结果统一保留四位小数。

5.3.3　配偶对个体体力活动行为转变的影响

上述的研究中，我们利用横截面的数据分析了夫妻关系对个体体力活动行为的影响，通过回归分析得到了显著的结果。然而，以往研究表明，配偶可能更倾向于选择和自己相似的人结婚（即同质性），或者相同的居住环境，可能影响着夫妻双方行为的相似性[129]。为了消除以上两种假设，我们以个体积极体力活动从 2004 年到 2011 年的变化为因变量，进一步纵向分析了配偶的体力活动改变对个体体力活动行为改变的影响。如表 5.7

所示，在模型1中，我们分别全样本、男性样本和女性样本研究了单个变量和个体积极体力活动之间的关系；在模型2中，考虑了年龄、性别、教育、家庭收入、城镇化指标和体力活动重要性认知等协变量，分别在全样本、男性样本和女性样本中研究了变量SPAC和PIAC与个体积极体力活动之间的关系。

表5.7 配偶对个体改变积极体力活动的影响

变量	个体积极体力活动改变	
	模型1	模型2
全样本	Ref.	Ref.
SPAC	0.272 2(0.211 9,0.332 5)***	0.267 7(0.206 9,0.328 4)***
PIAC	-0.518 0(-0.750 1,-0.285 9)***	-0.546 1(-0.762 8,-0.329 4)***
Adjusted R^2	0.074 7	0.095 6
Observations	3 870	3 870
男性样本	Ref.	Ref.
SPAC	0.312 6(0.238 9,0.386 3)***	0.323 9(0.250 6,0.397 2)***
PIAC	-0.639 2(-0.920 7,-0.357 7)***	-0.669 9(-0.948 1,-0.391 8)***
Adjusted R^2	0.077 5	0.115 0
Observations	1 933	1 933
女性样本	Ref.	Ref.
SPAC	0.240 8(0.181 4,0.300 2)***	0.228 0(0.166 8,0.289 1)***
PIAC	-0.360 7(-0.661 9,-0.059 4)***	-0.392 1(-0.690 2,-0.094 0)**
Adjusted R^2	0.074 4	0.081 5
Observations	1 937	1 937

注：** 和 *** 分别代表在1%和0.1%的显著性水平下显著，且结果统一保留四位小数。

针对总体样本的回归结果表明，在单变量回归模型中，配偶积极体力活动的改变对个体积极体力活动行为改变有着正向的显著影响。配偶积极体力活动每提高1个单位，个体积极体力活动将提高27.22%。而个体的消极体力活动改变对个体的积极体力活动改变有负向的显著影响，个体的消极体力活动每提高 1 个单位，个体的积极体力活动减少 51.80%。在考虑了年龄、性别、教育水平、城镇化指标、家庭收入、体重指数和个体对体力活动的态度等协变量后，配偶的积极体力活动和个体的消极体力活动对个体积极体力活动行为的改变的影响仍然是显著的。此时，配偶积极体力活动每提高 1 个单位，个体积极体力活动将提高 20.15%。由此可知，个体的积极体力活动受配偶积极体力活动的正向影响，即配偶的积极体力活动有助于提高个体的积极体力活动水平。

针对男性样本的回归结果表明，在单变量回归模型中，妻子积极体力活动行为的改变影响着男性的积极体力活动行为的改变。妻子积极体力活动每提高 1 个单位，个体积极体力活动将提高 31.26%。男性自身的消极体力活动也负向地影响着其积极体力活动行为，个体消极体力活动每提高 1 个单位，其积极体力活动减少 63.92%。而在考虑了年龄、性别、教育水平、城镇化指标、家庭收入、体重指标和个体对体力活动的态度等协变量后，妻子的积极体力活动和个体的消极体力活动对男性的积极体力活动行为的改变的影响仍然是显著的。因此，妻子的积极体力活动对男性的积极体力活动有正向的影响，而其自身的消极体力活动对其积极体力活动有负向的影响。

通过对女性样本的回归结果可以看出，无论在单变量回归模型还是调整后的模型中，丈夫的积极体力活动行为的改变和个体的消极体力活动行为的改变对女性的积极体力活动行为的改变分别有正向的和负向的影响。在控制协变量后的模型中，丈夫积极体力活动每提高 1 个单位，女性的积极体力活动将提高 22.80%；女性的消极体力活动每提高 1 个单位，女性的积极体力活动将减少 39.21%。由此可知，女性的积极体力活动也受其配偶的积极体力活动的影响，而其自身的消极体力活动对积极体力活动有负向的影响。

随后，我们纵向分析了夫妻关系对个体的消极体力活动行为变化的影响。如表 5.8 所示，在模型 1 中，我们分别在全样本、男性样本和女性样本中研究了单个变量（SPIAC 和 PAC）和个体消极体力活动之间的关系；在模型 2 中，考虑了年龄、性别、教育、家庭收入、城镇化指标和体力活动重要性认知等协变量，分别在全样本、男性样本和女性样本中研究了变量 SPIAC 和 PAC 与个体消极体力活动之间的关系。根据对总体样本的回归结果可知，在单变量回归模型中，配偶消极体力活动的改变对个体消极体力活动行为的改变有着正向的显著影响。配偶消极体力活动每提高1个单位，个体消极体力活动将提高30.09%。个体的积极体力活动的改变对其消极体力活动的改变也有负向影响，个体积极体力活动每提高1个单位，其自身消极体力活动将减少2.03%。在控制其他协变量后这种影响仍然存在。

表5.8 配偶对个体改变消极体力活动的影响

变量	个体消极体力活动行为的改变	
	模型1	模型2
全样本	Ref.	Ref.
SPIAC	0.3009(0.2257,0.3761)***	0.2821(0.2056,0.3585)***
PAC	−0.0203(−0.0294,−0.0112)***	−0.0229(−0.0320,−0.0137)***
Adjusted R^2	0.0905	0.0963
Observations	3 881	3 881
男性样本	Ref.	Ref.
SPIAC	0.3638(0.2721,0.4555)***	0.3444(0.2493,0.4395)***
PAC	−0.0252(−0.0357,−0.0147)***	−0.0272(−0.0377,−0.0166)***
Adjusted R^2	0.0970	0.1078
Observations	1 941	1 940
女性样本	Ref.	Ref.
SPIAC	0.2562(0.1838,0.3287)***	0.2379(0.1637,0.3121)***
PAC	−0.0140(−0.0258,−0.0021)***	−0.0174(−0.0298,−0.0049)***
Adjusted R^2	0.0886	0.0901
Observations	1 941	1 941

注：*** 代表在0.1%的显著性水平下显著，且结果统一保留四位小数。

同样，我们对样本进行了性别区分。根据对男性样本的回归结果可知，在单变量回归模型中，妻子消极体力活动行为的改变对个体消极体力活动行为的改变有显著的影响。妻子消极体力活动每提高1个单位，个体消极体力活动将提高36.38%。男性积极体力活动的改变对其消极体力活动也有负向影响,男性积极体力活动每提高 1 个单位,其自身消极体力活动将减少 2.52%。且在多变量模型回归中这一结果依然存在。对女性样本回归的结果可知,单变量模型和多变量模型回归结果都表明,丈夫消极体力活动行为的改变对个体消极体力活动行为的改变有显著的正向影响。女性的积极体力活动对其自身的消极体力活动也有显著的影响。

5.3.4 配偶对个体体力活动是否达标的影响

最后,基于妻子体力活动强度仅在 2004 年、仅在 2011 年、在 2004 年和 2011 年都满足世界卫生组织建议体力活动标准三种场景下,分别研究了妻子体力活动达标对丈夫体力活动 2011 年达标的影响。同时,在各模型中考虑了年龄等协变量,并得到各回归结果的 OR 值和相应的 95% 的置信区间。由图 5.1 可知,妻子仅 2011 年体力活动达标对丈夫 2011 年体力活动是否达标具有显著的正向影响。当妻子仅在 2011 年体力活动时间达标时,个体在 2011 年满足世界卫生组织建议的体力活动标准是妻子 2011 年不达标的男性的 5.65 倍。妻子 2004 年和 2011 年体力活动都达标对丈夫 2011 年体力活动是否达标也有显著的影响。当妻子在 2004 年和 2011 年体力活动时间达标时,个体在 2011 年体力活动达标是其妻子不达标的男性的 6.82 倍。而妻子仅 2004 年体力活动达标对丈夫 2011 年体力活动是否达标则没有显著的影响。

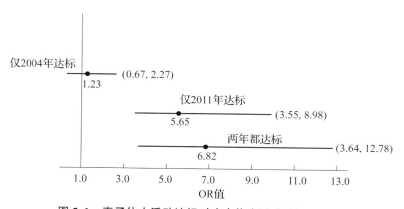

图 5.1 妻子体力活动达标对丈夫体力活动达标的影响

注:线段中的点表示回归结果中的 OR 值,线段表示相应的 95% 的置信区间。

如图 5.2 所示，基于丈夫体力活动强度仅在 2004 年、仅在 2011 年、在 2004 年和 2011 年都满足世界卫生组织建议体力活动标准三种场景下，分别研究了丈夫体力活动达标对妻子 2011 年体力活动达标的影响。同时，在各模型中考虑了年龄等协变量，并得到各回归结果的 OR 值和相应的 95% 的置信区间。研究结果表明，丈夫对妻子的影响也有相似的结果。丈夫仅 2011 年体力活动达标对妻子 2011 年体力活动是否达标有显著的正向影响。当丈夫仅 2011 年体力活动时间达标的情况下，个体在 2011 年体力活动时间达标是其丈夫在 2011 年不达标的女性的 5.39 倍。丈夫 2004 年和 2011 年体力活动都达标对妻子 2011 年体力活动是否达标也具有显著的正向影响。当丈夫在 2004 年和 2011 年体力活动时间都达标的情况下，个体在 2011 年体力活动时间达标是其丈夫两年都不达标的女性的 6.23 倍。而丈夫仅 2004 年体力活动达标对妻子 2011 年体力活动是否达标则没有显著的影响。

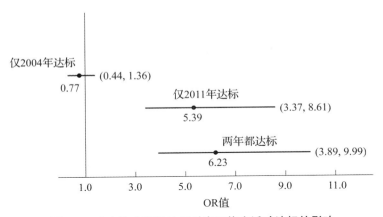

图 5.2　丈夫体力活动达标对妻子体力活动达标的影响

注：线段中的点表示回归结果中的 OR 值，线段表示相应的 95% 的置信区间。

5.4　结论及启示

5.4.1　结论

本章结合社会网络理论研究了个体积极体力活动和消极体力活动两种

对立性健康行为在社会关系如夫妻关系中的社会化传播。

（1）个体与配偶体力活动行为的相似性

研究结果表明，个体和配偶的积极或消极体力活动具有相似性。配偶的积极或消极体力活动都显著地影响着个体的积极或消极体力活动，但这种影响在性别间没有显著的差异。另外，个体的积极体力活动和消极体力活动之间也存在着负相关关系。

（2）夫妻关系对个体体力活动行为转变的影响

进一步分析个体 7 年间积极体力活动和消极体力活动的改变，研究结果发现，配偶积极或消极体力活动行为的改变都显著影响个体积极或消极体力活动行为的转变。然而，我们的研究结果并未发现个体性别在夫妻关系对个体体力活动行为转变中的差异。通过纵向分析发现，个体的消极或积极体力活动行为的改变都对个体积极或消极体力活动行为的改变有着显著的负向影响。这样进一步证明了两种对立性行为间的相互影响。

（3）夫妻关系对个体体力活动是否达标的影响

研究结果表明，当配偶体力活动达到世界卫生组织建议的体力活动标准时，配偶能有效带动个体体力活动的达标。然而，配偶的这一影响存在时效性，其早期的体力活动达标行为对个体目前体力活动达标影响并不显著。

5.4.2 启示

在我们的研究中发现，虽然 80% 以上的人认识到体力活动的重要性，但认知不代表行动。很多人还仅仅处于了解体力活动的重要性，而并没有转化为行为信念。因此，非常有必要加强体力活动对健康危害的宣传力度，使人们深刻地认知到体力活动不足的严重性，进而提高人们的体力活动水平。我们的研究也表明，个体和配偶的体力活动行为具有显著的相似性，配偶体力活动水平的提高，能有效地促进个体体力活动水平的大幅度增加，甚至使其体力活动水平达到世界卫生组织建议的体力活动标准。因此，政府有必要加强推广全民的体力活动指南，通过制定针对夫妻的体力活动干预策略以提高人们的健康水平。

5.5 本章小结

本章结合社会网络理论分析了个体的积极体力活动和消极体力活动两种对立性行为的相互影响,以及夫妻关系对个体两种行为的影响。本章通过三个层面来研究这一问题,首先,我们分析个体与其配偶之间的健康行为是否具有显著的相似性;其次,我们分析个体健康行为的转变是否受到其配偶的影响,且夫妻双方对对方的影响是否存在差别;最后,我们分析了个体的健康行为是否达到世界标准所受到的配偶的影响,且考虑了三种配偶的达标状况以分析其差异。研究结果表明:首先,夫妻之间的健康行为存在着非常显著的差异,且个体的竞争性行为之间相互负相关联。其次,配偶的行为转变会加快个体的行为转变,比如配偶增加积极体力活动能有效地带动个体提高体力活动强度。最后,配偶达到世界卫生组织推荐的健康行为标准有助于个体达标,然而配偶的这一影响存在时效性,其早期的达标行为对个体的影响并不显著。因此,本章丰富的研究内容对于分析基于社会关系的两种对立性行为的传播具有重要的理论意义。同时,本研究也表明夫妻之间的健康行为存在非常紧密的关联,制定针对夫妻的体力活动干预策略可能比只制定针对个人的体力活动干预策略更加有效。

第6章 被动健康行为对个体健康水平的影响研究

在前几章中,我们研究了不同社交关系和关系强度对个体健康行为的影响。然而,同伴的健康行为不仅影响着个体的健康行为,也可能会对个体的健康水平有着巨大的影响。比如,如果同伴有吸烟行为,那么个体有可能会受到同伴吸烟所产生的烟雾的影响。因此,对个体来说,这种被动的健康行为所带来的健康风险可能也是非常显著的。基于此,本章考虑了社会关系中父母亲和配偶的吸烟情况以描述女性的被动吸烟行为,运用单变量、多变量和交互 Logistic 模型研究了被动吸烟和污染能源使用及其二者的交互对女性高血压的影响。

6.1 研究背景

被动健康行为是指个体暴露在他人的健康行为之下,从而也暴露在同样的风险环境之中。被动吸烟是个体遭受被动健康危害行为的一个典型例子,当同伴吸烟时,个体也暴露在烟雾污染之下。因此,研究这种被动健康行为对个体的危害具有非常重要的意义,然而以往的研究往往忽视了它们。

在多种健康行为中,吸烟是导致癌症、冠心病和中风等许多慢性非传染性疾病发生的主要风险因素之一[137],在中国尤其普遍。中国是世界人口第一大国,也是烟草销售大国[138]。根据 2010 全球成人烟草调查中国项目报告,中国有 301 万人吸烟。其中,成年男子的吸烟率为 52.9%,成年女性的吸烟率为 2.4%[139]。另外,中国疾病预防与控制中心的数据表明,在中国有 556 万人暴露于他人的吸烟行为之下[140]。King 等研究者通过对多个国家吸烟人群数据的分析发现，相比其他国家，中国居民具有较高的家庭被动吸烟率和公共环境被动吸烟率[141]。尽管许多国家已经实施了一些禁烟政策以期望防止家庭和公共场所的被动吸烟行为的发生，并减少由被动吸烟引起的健康问题[142,143]，但在中国的家庭和公共场所中开展的禁烟活动收效却不佳[138]。因此，研究像中国这样的发展中国家中被动吸烟行为是非常有必要和有意义的。

被动吸烟行为使得个体遭受烟草污染物的伤害，从而对人们的健康造成了极大的影响。一些研究者发现，与吸烟者相比，被动吸烟者吸入的烟雾中致癌和有毒化学物质的浓度甚至更高，对人群健康危害更严重[144]。比如，Seki 等研究者通过对日本 579 个不吸烟女性的调查研究发现，与没有家庭吸烟环境的女性相比，被动吸烟使非吸烟女性的血压平均上升了 3~4mmHg[145]。一个来自保加利亚的研究却表明，无论先前是吸烟者还是不吸烟者，被动吸烟对女性血压没有显著的影响[146]。这些研究针对不同的文化背景，得到不一致的结果，且往往只针对发达国家。Li 等学者通过对中国北部陕西地区 392 个农村非吸烟女性二手烟暴露的调查，发现在 30.1% 的被动吸烟女性中，有 88.4% 的女性暴露于家庭二手烟环境中。在控制年龄、教育、家庭收入等协变量后，发现被动吸烟的女性比不被动吸烟的女性，发生高血压的概率增加两倍[147]。Wu 等研究者对中国老年人被动吸烟的研究也得到了相似的结果[148]。然而，他们的研究只局限于某些地方或单一省份，相对片面，因此需要一个设计更严格和人群代表性更强的研究。

此外，目前关于被动健康行为对居民健康影响的研究，大多只关注其中被动行为的存在对个体健康水平的影响。然而，当有些个体所处的环境本身存在空气污染时，被动吸烟对他的影响可能与其他个体不一样，从而造成估计结果的偏差。比如，在家庭环境中，除了被动吸烟之外，主动的污染能源使用行为也会增加家庭居室的空气污染物浓度，从而被动吸烟所带来的污染是在污染能源使用的基础之上的。以往的研究往往只考虑其中一种健康危害行为对个体健康水平的作用，除了上述的被动吸烟之外，其他的研究者们也考虑了家用能源的使用对个体高血压水平的影响。比如，研究者发现，家庭环境中非清洁能源如煤和生物质的使用是造成呼吸系统疾病和高血压发生的重要因素[149]。Baumgartner 等研究者通过对中国农村家庭能源使用情况的调查发现，家庭生物质能源的使用对女性的高血压有着显著的正向影响[150]。这些只考虑一种健康行为的研究所得到的结果都是具有较高的偏差的，不同的个体本身所处的污染水平不同，从而受到被动吸烟行为的影响也是不同的。因此，考虑多种具有相同作用的健康行为的加成作用是非常重要的。

另外，在中国社会中，尤其是农村地区，对被动健康行为引起的非吸烟人群健康问题关注较少。缺乏对被动吸烟行为和污染能源使用行为所造成的个体健康问题的研究。在我国居民中，成年男子的吸烟率较高，而成年女性的吸烟率仅为 2.4%。在 2011 年和 2009 年获得的中国健康与营养调查数据中，女性的吸烟人数较少，不利于研究男性的家庭被动吸烟情况。基于此，本章以非吸烟女性为研究对象，分析被动吸烟行为和污染能源使用状况对她们高血压发病率的影响。同时，本章考虑了不同居住地区和不同年龄层在被动健康行为对女性健康影响中的差异性。研究结果表明，被动吸烟行为和污染能源使用对非吸烟女性的高血压都有着显著的正向影响，且这两种被动和主动的风险行为对女性的健康存在显著的加成作用。

6.2 研究变量和模型构建

6.2.1 研究变量描述

由于目前中国健康与营养调查数据中最新年份数据是 2011 年的，另外，为了更好地分析被动健康行为和女性高血压之间的因果效应，本章还考虑了女性上一年的被动健康行为情况。因此，本研究使用最新公开的 2011 年和 2009 年数据以分析被动健康行为对个体健康的影响。为了研究这一问题，本章基于成人调查问卷获得了女性的个体基本特征信息，并结合家庭关系问卷调查获得了父母亲和配偶的吸烟行为，包括是否吸烟和每日吸烟总根数，用以反映女性的被动吸烟行为和家庭污染能源使用情况。最后，本研究选取了同时参加 2009 年和 2011 年两年调查的 18~60 岁非吸烟女性，最终获得的样本中有 2 253 个个体，共 4 506 个观察值。

本章的因变量为非吸烟女性是否患有高血压，考虑到环境污染对个体健康影响的滞后性，我们根据2011年成人调查问卷中个体血压体测问卷结果来测量非吸烟女性的高血压情况，并以其中连续三次收缩压和舒张压的平均值为最后的测量值以避免误差。根据2003年世界卫生组织对成人高血压人群的定义和国际高血压学会对高血压人群的界定[151]，当平均收缩压≥140 mmHg或平均舒张压≥90 mmHg时，表明该女性患有高血压，否则，该女性没有患高血压。

本研究所考虑的解释变量主要有非吸烟女性的被动吸烟、被动吸烟暴露强度、污染能源使用和污染能源使用强度。其中，女性的被动吸烟行为变量获取如下：根据2009年中国健康与营养调查个人调查问卷中关于个体吸烟行为的两个问题，比如"你现在是否吸烟？"和"每天吸烟的根数"，并获得非吸烟女性家庭中包括父亲、母亲和配偶吸烟情况和他们每日吸烟的根数，进而获得家庭成员每日吸烟的总根数。当家庭成员每日吸烟的总根数大于等于1时，定义该女性有被动吸烟行为，否则，该女性不暴露在被动吸烟行为之下。女性的被动吸烟暴露强度变量获取如下：根据上述获得的家庭成员每天吸烟的总根数获得女性被动吸烟强度，并进一步地把女性的被动吸烟强度分为"没有被动吸烟"、"轻度被动吸烟"（即家庭每天总吸烟根数小于等于10）和"重度被动吸烟"（即家庭每天总吸烟根数大于10）[152]三组。

污染能源使用情况变量获取如下：根据2009年家庭调查问卷中关于居民家庭生活用能问题（如"你家做饭通常用什么燃料？"）和居民对这一问题的回答（"煤、电、煤油、液化气、天然气、木柴、柴草、木炭等"），获得居民家庭是否使用污染能源。在这些回答中，如果选煤、木柴、木炭作为主要做饭燃料的家庭即为使用污染能源者，否者不是污染能源使用者。基于此，当家庭使用污染能源时，定义被调查女性暴露在污染能源使用中，否则，她们不受到污染能源的危害。污染能源暴露强度变量获取如下：根据家庭每天使用固体能源做饭时间（小时/天），获得女性家庭污染能源暴露强度。另外，本研究进一步把家庭污染能源暴露强度分为"没有污染能源暴露"、"轻度污染能源暴露"（即家庭每天污染能源使用时间小于等于1小时）和"重度污染能源暴露"（即家庭每天污染能源使用时间大于1小时）[153]三组。

除了上述的解释变量之外，本研究还考虑了在以往研究结果中发现的其他一些影响女性高血压水平的控制变量。由表 6.1 可知，协变量有女性的年龄、教育水平、家庭收入、居住区域、体重指标、腰围指标、食用盐和脂肪的摄入量和体力活动。其中，本研究的主要对象为 18~60 岁的非吸烟成人女性，因此在研究中删除了年龄小于 18 岁或大于 60 岁的非吸烟女性的观测值。在居住区域方面，我们采用一个二分类变量以表示女性居住在农村或城市。当取值为 1 时，表示女性居住在城市地区；当取值为 0 时，表示女性居住在农村地区。在教育水平方面，根据 2011 年成人调查问卷表中的教育问题而获得（"你的最高受教育程度是什么"）。我们把非吸烟女性的教育水平分为以下三个层次："小学毕业及以下 =1""初中毕业 =2""高中毕业及以上 =3"。在家庭收入方面，我们以 2011 年家庭问卷中得到家庭人均收入水平为依据，把居民家庭收入分为"低水平收入 =1""中等水平收入 =2""高等水平收入 =3"三个水平。在体重指数（Body Mass Index，BMI）方面，根据世界卫生组织对亚洲人群体重的划分，我们把非吸烟女性的体重指数分为以下四类：体重过轻（BMI < 18.5）、体重正常（18.5 < BMI < 23）、超重（23 ≤ BMI < 27.5）和肥胖（BMI ≥ 27.5）[154]。在腰围方面，我们采用一个连续变量以表示非吸烟女性腰围的肥胖程度。在饮酒行为方面，我们采用一个二分类变量表示个体是否饮酒：当取值为 1 时，表示非吸烟女性当前有饮酒行为；当取值为 0 时，表示非吸烟女性当前没有饮酒行为。在个体食用盐和脂肪的摄入量方面，我们根据中国健康与营养调查 2011 年家庭膳食和个体膳食调查数据，获得非吸烟女性家庭每日食用盐的摄入量和个体三日平均脂肪的摄入量。对于体力活动行为，我们采用一个连续变量来表示个体工作时间活动、上下班交通活动时间、家务活动时间和休闲体力活动时间的总量[155]。

表 6.1 被动吸烟及相关研究变量定义和说明

变量分类	变量名称	变量描述
因变量	HBP	是否患有高血压，0/1 变量，0 无，1 有
自变量	SHS exposure	是否有被动吸烟，0/1 变量，0 无，1 有
	SHS intensity	被动吸烟暴露强度，连续变量

续表

变量分类	变量名称	变量描述
自变量	SHS intensity group 　no SHS intensity 　　light SHS intensity 　　heavy SHS intensity	被动吸烟暴露强度组 无被动吸烟暴露，参考组 轻度被动吸烟暴露，0 无，1 有 重度被动吸烟暴露，0 无，1 有
	SF exposure	家中是否使用污染能源，0 无，1 有
	SF intensity	污染能源暴露强度，连续变量
	SF intensity group 　no SF intensity 　　light SF intensity 　　heavy SF intensity	污染能源暴露强度组 无污染能源暴露，参考组 轻度污染能源暴露，0 无，1 有 重度污染能源暴露，0 无，1 有
协变量	Age（years）	年龄，连续变量，18～60
	Region	居住区域，0/1 变量，0 农村，1 城市
	Education	教育水平，分类变量，小学毕业及以下=1，初中毕业=2，高中毕业及以上=3
	Income	家庭收入，分类变量，低等收入=1，中等收入=2，高等收入=3
	BMI（kg/m^2）	体重指数，分类变量，体重过轻=1，体重正常=2，超重=3，肥胖=4
	WC（cm）	腰围指数，连续变量
	Sodium intake（10 g/d）	食用盐摄入量，连续变量
	Fat intake（10 g/d）	脂肪摄入量，连续变量
	PA（MET-hour/week）	体力活动，连续变量
	Alcohol intake	饮酒，0/1 变量，0 无，1 有

注：自变量如被动吸烟、被动吸烟暴露强度、污染能源使用和污染能源暴露强度均取自 2009 年调查数据，而因变量和所有的协变量均取自 2011 年调查数据。

6.2.2 个体健康水平影响模型

本章利用 2009 年和 2011 年非吸烟女性的相关数据，研究被动吸烟和污染能源使用对非吸烟女性高血压的影响。首先，通过单变量 Logistic 回归分别研究单变量如被动吸烟和家庭污染能源使用，以及协变量如年龄、教育水平、家庭收入、腰围指数、体力活动、饮酒、食用盐和脂肪摄入量等与因变量非吸烟女性是否患高血压之间的关联。其次，在加入年龄、教育、家庭收入、腰围指数、体力活动、饮酒、食用盐和脂肪摄入量等协变量的情况下，通过多变量 Logistic 模型研究被动吸烟行为和污染能源使用行为对女性高血压的影响。最后，基于上述模型，加入被动吸烟行为和家用污染能源的交互项，以研究两者对非吸烟女性高血压的影响的加成效应。本研究的具体模型如下：

$$\ln\left(\frac{p(\mathrm{HBP}_{iT_2}=1)}{1-p(\mathrm{HBP}_{iT_2}=1)}\right)=\beta_0+\beta_1\cdot \mathrm{SHS}_{iT_1}+\beta_2\cdot \mathrm{SF}_{iT_1}+\beta_3\cdot \mathrm{SHS}_{iT_1}\times \mathrm{SF}_{iT_1}+\gamma X_{iT_2}+\varepsilon_i \quad (6.1)$$

其中，T_1 表示该变量的观察值来自 2009 年的调查，T_2 表示该变量的观察值来自 2011 年的调查。HBP_{iT_2} 表示在 2011 年调查时非吸烟女性是否患有高血压。SHS_{iT_1} 表示在 2009 年调查中非吸烟女性是否有被动吸烟行为。SF_{iT_1} 表示调查对象在 2009 年调查中是否使用污染能源。X_{iT_2} 表示在 2011 年调查中观测到的可能影响非吸烟女性高血压变化的控制变量，主要包括年龄、居住区域、身体肥胖指数、腰围指数、教育水平、家庭收入、饮酒行为、食用盐和脂肪的摄入量和体力活动等。ε_i 表示随机变量。

此外，我们进一步考虑了非吸烟女性对两个污染源的暴露强度所带来的健康相关。在上述模型的基础上，我们先考虑了被动吸烟的根数和污染能源使用时间对女性高血压发生率的影响，然后分析了两种暴露强度的分组交互作用。

6.3 实证结果

6.3.1 研究样本特征分析

在表 6.2 中，我们描述了本研究样本的基本特征，以是否患高血压区分了两组，并采用对连续变量的 t 检验和分类变量的卡方检验比较两组变量值的差别。由数据可知，同时参与 2009 年和 2011 年两年调查的 18~60 岁女性一共有 2 253 个，且其平均年龄为 45.49 岁。其中，患有高血压组的女性平均年龄为 51.06 岁，显著高于非高血压组的女性。在整体样本中，女性的体重指数平均为 23.77 kg/m^2，其中超重和肥胖的人群比例分别为 38.6% 和 14.6%。患有高血压女性的平均体重指数为 25.81 kg/m^2，其中超重和肥胖的人群比例分别为 43.77% 和 31.61%。非高血压组女性的平均体重指数为 23.42 kg/m^2，其中超重和肥胖的人群比例分别为 37.68% 和 11.69%。相对而言，患有高血压组的女性体重指数平均值显著高于非高血压组的女性，且患有高血压组的超重和肥胖女性所占的比例大于非高血压组。在全样本、高血压组和非高血压组中，女性腰围指数分别为 81.27 cm、87.02 cm 和 80.28 cm，且存在显著差异。食用盐和脂肪的摄入量在三个样本中无显著差异。样本中 62.01% 的女性来自农村，37.99% 的来自城市，农村女性患高血压的比例显著多于城市女性。在教育水平方面，仅有 26.23% 的女性获得高中及以上的教育，初中或小学毕业的女性患高血压的比例最多，这一定程度上也说明了教育水平低下可能导致女性缺乏健康意识。57.43% 的女性被动吸烟，其中，15.26% 和 42.17% 的女性分别暴露在轻度和重度被动吸烟强度之下，在患高血压女性中，有 62.92% 的女性被动吸烟，其中 15.50% 和 47.42% 的女性分别暴露在轻度和重度被动吸烟强度之下。在全样本中，29.78% 的家庭使用污染能源，其中轻度暴露和重度暴露比例分别为 10.26% 和 19.53%。在高血压女性组中，39.51% 的家庭使用污染能源，轻度和重度暴露比例分别为 13.68% 和 25.83%，高于群体水平。因此，通过比较我们可以发现，不吸烟女性高血压的发生率显著受到多种因素的影响，其中被动吸烟和家用污染能源都是重要的原因。

表 6.2 被动吸烟及相关研究变量特征描述

变量	全样本 /%（n）	高血压组 /%（n）	无高血压组 /%（n）	P 值
Age	45.49（9.52）	51.06（6.58）	44.53（9.62）	<.001
BMI	23.77（4.19）	25.81（3.58）	23.42（4.19）	<.001
WC	81.27（11.01）	87.02（10.02）	80.28（10.87）	<.001

续表

变量	全样本 /%(n)	高血压组 /%(n)	无高血压组 /%(n)	P值
Sodium intake	6.81 (10.56)	6.70 (8.13)	6.82 (10.93)	.846
Fat Intake	6.96 (10.48)	6.89 (4.7)	6.97 (11.19)	.900
PA	109.06 (139.80)	105.54 (119.36)	109.66 (143.03)	.621
Region				<.001
Urban	37.99 (856)	27.36 (90)	39.81 (766)	
Rural	62.01 (1 397)	72.64 (239)	60.19 (1 158)	
BMI				<.001
Underweight	5.77 (130)	1.22 (4)	6.55 (126)	
Normalweight	41.06 (925)	23.40 (77)	44.07 (848)	
Overweight	38.57 (869)	43.77 (144)	37.68 (725)	
Obese	14.60 (329)	31.61 (104)	11.69 (225)	
Education				<.001
No	16.69 (376)	29.79 (98)	14.45 (278)	
Middle school or less	57.08 (1 286)	55.01 (181)	57.43 (1 105)	
High school or higher	26.23 (591)	15.20 (50)	28.12 (541)	
Income				.159
Low	33.42 (753)	33.73 (111)	33.36 (642)	
Middle	33.46 (754)	37.39 (123)	32.80 (631)	
High	33.11 (746)	28.88 (95)	33.84 (651)	
Alcohol intake				.003
Yes	9.19 (207)	4.86 (16)	9.93 (191)	
No	90.81 (2 046)	95.14 (313)	90.07 (1 733)	

续表

变量	全样本 /%（n）	高血压组 /%（n）	无高血压组 /%（n）	P值
SF exposure				<.001
Yes	29.78（671）	39.51（130）	28.12（541）	
No	70.22（1 582）	60.49（199）	71.88（1 383）	
SF intensity				.005
No	70.22（1 582）	60.49（199）	71.88（1 383）	
Light	10.26（231）	13.68（45）	9.67（186）	
Heavy	19.53（440）	25.83（85）	18.45（355）	
SHS exposure				.030
Yes	57.43（1 294）	62.92（207）	43.50（837）	
No	42.57（959）	37.08（122）	56.50（1 087）	
SHS intensity				.008
No	42.57（959）	37.08（122）	43.50（837）	
Light	15.26（344）	15.50（51）	15.23（293）	
Heavy	42.17（950）	47.42（156）	41.27（794）	
样本量	2 253	329	1 924	

6.3.2 被动吸烟和污染能源对女性高血压的影响

如表6.3所示，根据本章提出的模型，我们用单变量模型分析了单个因素对女性高血压发病的影响。结果表明，被动吸烟对女性患高血压具有显著的正向影响，暴露于被动吸烟环境中会提高女性患高血压31%的可能性。污染能源的使用也对女性患高血压具有显著的正向影响，使用污染能源的女性患高血压的可能性是使用清洁能源女性的1.67倍。另外，我们还发现，年龄、体重指数和腰围指数对女性高血压均有显著的正向影响。随着年龄、体重指数和腰围指数的增加，个体高血压的发生率也会增加。同时，我们发现，有饮酒行为的女性更易于患高血压。而家庭收入和体力活动对女性患高血压没有显著的影响。

表6.3　单变量模型分析结果

变量	全样本	
	OR	(95% CI)
Age	1.10 ***	(1.08, 1.11)
Rural (vs. Urban)	1.76 ***	(1.35, 2.29)
BMI (vs. Normalweight)		
Underweight	0.35 *	(0.13, 0.97)
Overweight	2.19 ***	(1.63, 2.93)
Obese	5.09 ***	(3.56, 7.27)
WC	1.06 ***	(1.05, 1.07)
Education (vs. No degree)		
Middle school or less	0.46 ***	(0.34, 0.63)
High school or higher	0.26 ***	(0.18, 0.38)
Income (vs. Low income)		
Middle income	1.13	(0.85, 1.50)
High income	0.84	(0.63, 1.13)
Alcohol (vs. No intake)	0.46 **	(0.28, 0.77)
Sodium intake	1.00	(0.99, 1.01)
Fat intake	1.00	(0.99, 1.01)
PA	1.00	(0.99, 1.01)
SHS exposure (vs. No exposure)	1.31 *	(1.03, 1.65)
SF exposure (vs. No exposure)	1.67 ***	(1.31, 2.13)

注：*、** 和 *** 分别代表在5%、1%和0.1%的显著性水平下显著，且结果统一保留两位小数。

在单变量基础上，我们进一步将所有变量都添加到模型中以分析多变量Logistic回归结果。如表6.4模型1所示，在考虑了年龄、居住区域、体重指数、腰围指数、教育水平、家庭收入、饮酒、体力活动、食用盐和脂肪摄入量等协变量后，研究了被动吸烟和家庭污染能源使用对女性高血压的影响。研究结果表明，在控制了年龄、居住区域、食用盐和脂肪的摄入量等协变量后，被动吸烟和污染能源使用对女性高血压发病率仍具有显著的正向影响。另外，年龄、体重指数、腰围指数和居住区域对女性患有高血压也仍具有显著的正向影响。

为了进一步研究被动吸烟和家用污染能源使用是否存在室内空气污染浓度的加成作用，从而产生对女性高血压发病率的加成效应，我们在多变量 Logistic 模型的基础上加入了二者的交互项。如表 6.4 模型 2 所示，基于模型 1，加入了被动吸烟和家庭污染能源使用的交互项。研究结果表明，被动吸烟和污染能源使用的交互项对女性高血压的发病率具有显著的正向影响。同时暴露在两种污染之下将提高女性 171% 的高血压发病率，而被动吸烟和家用能源两个单项的风险系数均不显著，也进一步表明了二者的作用是相互加成的。

表 6.4 被动吸烟和污染能源使用对高血压的影响

变量	模型 1 OR（95% CI）	模型 2 OR（95% CI）
Age	1.09 (1.07, 1.11)***	1.09 (1.07, 1.11)***
Rural（vs. Urban）	1.52 (1.09, 2.12)*	1.50 (1.08, 2.10)*
BMI（vs. Normalweight）		
Underweight	0.49 (0.17, 1.36)	0.47 (0.17, 1.33)
Overweight	1.53 (1.09, 2.14)*	1.49 (1.07, 2.09)*
Obese	2.98 (1.86, 4.76)***	2.89 (1.81, 4.61)***
WC	1.02 (1.00, 1.04)*	1.02 (1.01, 1.04)**
Education（vs. No degree）		
Middle school or less	0.87 (0.61, 1.24)	0.86 (0.61, 1.23)
High school or higher	0.71 (0.47, 1.08)	0.69 (0.46, 1.05)
Income（vs. Low income）		
Middle income	1.45 (1.08, 1.96)*	1.46 (1.08, 1.98)*
High income	1.28 (0.93, 1.75)	1.29 (0.94, 1.76)

续表

变量	模型 1 OR (95%CI)	模型 2 OR (95%CI)
Alcohol (vs. No intake)	0.60 (0.36, 0.98)	0.61 (0.37, 1.00)
Sodium intake	1.00 (0.99, 1.01)	1.00 (0.99, 1.01)
Fat intake	1.00 (0.99, 1.01)	1.00 (0.99, 1.01)
PA	1.00 (0.99, 1.00)	1.00 (0.99, 1.01)
SHS exposure (vs. No exposure)	1.35 (1.04, 1.75)*	0.95 (0.70, 1.31)
SF exposure (vs. No exposure)	1.38 (1.04, 1.83)*	0.73 (0.47, 1.15)
SHS exposure × SF exposure		2.71 (1.57, 4.68)***

注：*、**和***分别代表在5%、1%和0.1%的显著性水平下显著，且结果统一保留两位小数。

6.3.3 被动吸烟强度对高血压的影响

为探索被动健康行为的强度所带来的健康影响，我们进一步研究了被动吸烟强度对非吸烟女性高血压发病率的影响。我们使用家庭成员吸烟根数表示女性在室内的被动吸烟强度，并使用分组来区分被动吸烟的强弱。如图 6.1 所示，我们分别分析了被动吸烟强度和被动吸烟强度组（即无被动吸烟、轻度被动吸烟和重度被动吸烟）对女性高血压的影响。在调整了年龄、居住区域、体重指数、腰围指数、教育水平、家庭收入、体力活动、食用盐和脂肪的摄入量等协变量后，通过多元 Logistic 模型发现，被动吸烟暴露强度对非吸烟女性患高血压具有正向的显著影响。当被动吸烟暴露强度增加 1 单位，女性患高血压的风险将增加 25%。在分组中，我们发现，重度被动吸烟暴露的女性患高血压的风险是无被动吸烟女性的 1.32 倍，但轻度被动吸烟暴露对女性患高血压则没有显著的影响。

随后，我们分别分析了被动吸烟强度和被动吸烟强度组（即无被动吸烟、轻度被动吸烟和重度被动吸烟）与污染能源使用的交互对女性高血压的影响。我们采用被动吸烟暴露强度为连续变量，由图 6.2 可知，被动吸烟暴露强度和污染能源的交互项对女性患高血压有显著的影响。当存在家中使用污染能源时，增加被动吸烟强度将提高女性患高血压的风险。另外，我们也采用分组变量来考虑被动吸烟暴露强弱，模型结果表明，轻度被动吸烟暴露和重度被动吸烟暴露与污染能源使用的交互项对女性患高血压均有显著的正向影响。当家庭使用污染能源的条件下，女性受到轻度被动吸烟暴露患高血压风险是无被动吸烟的 2.65 倍，受到重度被动吸烟暴露患高血压的风险是无被动吸烟的 2.73 倍。尽管从图 6.1 中我们没有发现轻度被动吸烟暴露对女性高血压的影响，而图 6.2 的结果显示即使轻度被动吸烟暴露依然对女性的健康具有显著的影响，这也是以往分析单一污染源影响的研究特别容易忽略的重要结果。

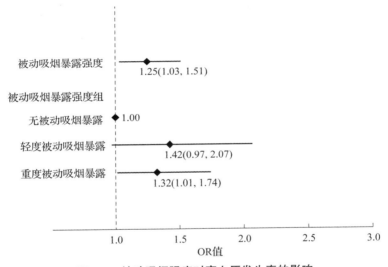

图 6.1　被动吸烟强度对高血压发生率的影响

注：菱形表示回归结果中的 OR 值，线段表示 95% 的置信区间。

6.3.4　污染能源强度对高血压的影响

此外，我们也分析了使用污染能源这一行为的强度所带来的健康影响。类似于被动吸烟暴露强度，我们采用污染能源使用的时间作为其强度变量，并且分别采用连续的强度值和分成强弱组来探索它的作用。研究结果发现，如图 6.3 所示，污染能源暴露强度对女性患高血压有着显著的正向影响，1 单位污染能源暴露使女性患高血压的概率增加 88%。而在强弱分组后，我们发现重度污染能源暴露强度引起女性患高血压的概率是无污

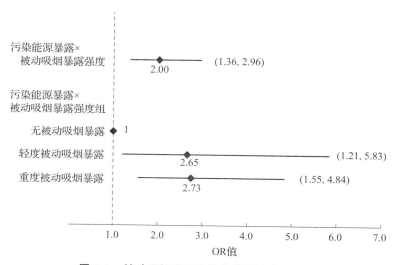

图 6.2 被动吸烟强度和污染能源的交互效应

注：菱形表示回归结果中的 OR 值，线段表示 95% 的置信区间。

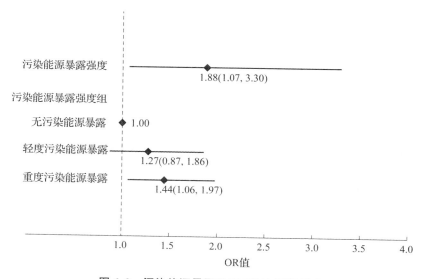

图 6.3 污染能源暴露强度对高血压的影响

注：菱形表示回归结果中的 OR 值，线段表示 95% 的置信区间。

染能源暴露女性的 1.44 倍，但轻度污染能源暴露对女性患高血压没有显著的影响。

随后，我们探讨了污染能源暴露强度和被动吸烟对女性高血压发病率的交互效应。在连续暴露强度变量结果中，如图 6.4 所示，污染能源暴露强度和被动吸烟的交互项对女性患高血压具有显著的影响。当女性有被动吸烟时，增加污染能源暴露强度将进一步增加其患高血压的风险。随后对污染能源暴露进行强弱分组，结果显示，重度污染能源暴露与被动吸烟的交互项对女性患高血压有显著的正向影响。当女性有被动吸烟时，进一步受到重度污染能源暴露患高血压的风险是无污染能源暴露的 3.51 倍，而轻度污染能源暴露则对女性高血压发病率无显著作用。

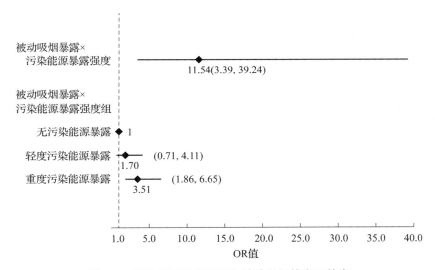

图 6.4　污染能源暴露强度和被动吸烟的交互效应

注：菱形表示回归结果中的 OR 值，线段表示 95% 的置信区间。

6.3.5　不同人群中被动吸烟对高血压的影响

为了探索人群中最容易受到被动吸烟影响的对象，根据个体居住区域和年龄，把样本分为农村样本、城市样本、年龄大于 40 岁人群样本和年龄小于等于 40 岁人群样本四个子样本。在主效应模型里，分别研究了上述四个样本中被动吸烟和污染能源使用对女性高血压的影响；在交互效应模型中，分别研究了上述四个样本中被动吸烟和污染能源使用及其交互对女性高血压的影响。如表 6.5 所示，在居住区域分组中，主效应估计结果表明，被动吸烟和家庭污染能源使用对农村女性患高血压具有正向的显著影响，而对城市女性患高血压的影响则并不显著。在交互效应模型中，我们发现，无论是居住在城市还是农村的女性，被动吸烟和污染能源使用对女性患高血压都具有高显著的正向影响。而对于不同年龄组来说，主效应估计结果表明，年龄大于40岁的人群中，被动吸烟和污染能源使用对女性患高血压有正向的显著影响，且在交互效应模型中，发现了二者的加成效应。然而对于年龄小于等于40岁的人群，被动吸烟和污染能源使用对女性患高血压的影响则不显著。

表6.5 不同人群分组中被动吸烟对高血压的影响

变量	主效应模型 OR（95% CI）	交互效应模型 OR（95% CI）
Region		
Rural		
SHS exposure（vs. No exposure）	1.47（1.08, 2.00）*	1.09（0.74, 1.58）
SF exposure（vs. No exposure）	1.53（1.14, 2.06）**	1.00（0.62, 1.60）
SF exposure × SHS exposure		1.96（1.09, 3.52）*
Urban		
SHS exposure（vs. No exposure）	1.13（0.67, 1.91）	0.86（0.50, 1.50）
SF exposure（vs. No exposure）	0.77（0.29, 2.04）	0.10（0.01, 0.88）*
SF exposure × SHS exposure		18.06（2.37, 137.67）**
Age		
≤40		
SHS exposure（vs. No exposure）	1.01（0.38, 2.72）	0.65（0.18, 2.33）
SF exposure（vs. No exposure）	1.69（0.66, 4.33）	0.80（0.19, 3.38）
SF exposure × SHS exposure		3.18（0.43, 23.55）
>40		
SHS exposure（vs. No exposure）	1.37（1.04, 1.79）*	0.98（0.71, 1.36）
SF exposure（vs. No exposure）	1.35（1.02, 1.79）*	0.74（0.46, 1.17）
SF exposure × SHS exposure		2.61（1.45, 4.69）***

注：*、** 和 *** 分别代表在5%、1%和0.1%的显著性水平下显著，且结果统一保留两位小数。

6.4 结论及启示

6.4.1 结论

被动健康行为广泛存在于社会生活之中，且对人们的健康产生了深刻的影响。然而，目前对它的研究仍然比较狭隘，尤其是在研究对象的选择上，以及对被动行为深层次的影响上。本研究采用一个具有全国代表性的样本数据，分析了被动吸烟及其强度对成年女性高血压发病率的影响。同时，采用另一种具有典型代表性的室内污染源以探索被动吸烟的发生环境不同所产生的不同的健康影响，从而探索不同污染源对个体健康影响的加成作用。

（1）被动吸烟和家庭污染能源使用对女性健康的影响

研究结果表明，被动吸烟和家庭污染能源使用对非吸烟女性的高血压都具有非常显著的正向影响。我们进一步研究被动吸烟强度对女性健康的影响，结果发现，随着被动吸烟强度的增加，女性患高血压的风险进一步增大。重度被动吸烟对女性患高血压有显著的正向影响，而轻度被动吸烟对女性患高血压的影响则并不显著，从而可能一定程度上解释了Grujičić的不显著结果。相似地，家庭污染能源暴露强度的增加使女性患高血压的概率增加。重度污染能源暴露对女性患高血压有显著的影响，而轻度污染能源暴露对女性患高血压的影响并不显著。

（2）被动吸烟和污染能源使用对女性健康影响的交互效应

通过分析被动吸烟和家用污染能源使用对女性患高血压影响的加成效应，研究结果表明，当存在污染能源使用风险时，暴露在被动吸烟下会显著提高女性高血压的发病率，而且增加被动吸烟暴露强度将增加其患高血压的风险，相似的结果也发生在家用污染能源暴露强度上。

（3）不同人群中被动吸烟对女性健康的影响

为了探索人群中最容易受到被动吸烟影响的对象，我们对不同居住区域和不同年龄组人群进行了主效应和交互效应的回归。估计结果表明，在居住区域方面，被动吸烟和家庭能源使用对农村女性患高血压都具有显著的正向影响，而对城市女性患高血压的影响则并不显著。在不同年龄组方面，被动吸烟和污染能源使用对年龄大于40岁的女性人群患高血压都具有显著的正向影响，且在交互效应模型中，发现了二者的加成效应。然而对于年龄小于等于40岁的人群则无显著影响。由此可知，农村女性和年龄大于40岁的女性患高血压的风险比其他群体更高。

6.4.2 启示

本章研究结果表明，被动吸烟行为对个体的健康水平具有显著的正向影响。在我国，男性的吸烟率仍然处于很高的水平，且被动吸烟率一直持续上升[156]。此外，非吸烟者，尤其是女性，仍然严重受到被动吸烟的危害。虽然中国在2005年批准了《世界卫生组织烟草控制框架公约》，然而禁烟运动却没有取得显著成效。因此，除了制定最严格的烟草控制法外，政府必须加大吸烟，尤其是被动吸烟对人们健康水平危害的宣传力度，制定有关烟草危害的健康教育计划，进而提高人们的健康意识，从而提高公众健康水平；另外，虽然烟草销售给中国带来了巨大的经济价值，但必须充分认识到由此产生的巨大健康负担。

研究结果还表明了家庭污染能源使用对个体的健康水平也具有显著的正向影响。在中国，尤其是农村地区，一半以上的家庭仍然在使用煤和生物质等污染能源。而污染能源的不完全燃烧产生的气体严重地危害着人们的健康水平。因此，改善使用污染能源家庭的室内空气质量也应该被高度重视。

6.5 本章小结

本章利用中国健康与营养调查相关调查数据，采用社会关系中父母亲和配偶的吸烟情况来描述女性的被动吸烟行为，从被动吸烟和家庭污染能源使用两个角度，运用单变量、多变量和交互 Logistic 模型研究被动吸烟行为和污染能源使用及其交互对女性健康水平的影响。研究结果表明，被动吸烟和家庭污染能源对女性高血压都具有显著的正向影响，且这种影响具有加成效应。

在此基础上，本章进一步研究了被动吸烟暴露强度和家庭污染能源暴露强度对女性健康的影响。研究结果表明，随着被动吸烟暴露强度的增加，女性患高血压的概率进一步增加。重度被动吸烟对女性高血压有显著的正向影响，而轻度被动吸烟对女性高血压则没有显著的影响。同时，研究发现，轻度和重度被动吸烟与污染能源使用的交互项对女性高血压均有显著的正向影响。通过对不同居住区域和不同年龄层人群的研究发现，被动吸烟和家庭污染能源使用对农村女性和年龄大于 40 岁的人群患高血压都有显著的正向影响。因此，本章内容对于分析社会网络中的被动健康行为对个体健康的影响具有非常重要的意义。同时，本研究也表明应提高由被动吸烟和污染能源使用引起的健康风险意识。

第7章 结论与展望

7.1 主要研究成果

健康行为，如吸烟、饮酒、体力活动和不健康饮食，是慢性非传染性疾病发生和发展的主要原因。为此，本书运用社会网络理论和纵向数据分析等计量经济学方法和模型，研究了四种健康行为在社会网络中的传播；从关系类型、关系范围和关系亲密程度三个层面探讨了社会关系对个体健康行为的影响；从积极体力活动和消极体力活动角度，分析了对立性健康行为的社会化传播；最后，进一步研究了被动健康行为对个体健康水平的影响。本文的研究成果有：

①利用社会网络理论，通过构建广义估计方程模型研究了社会网络人群中健康行为的传播。这里，主要考虑了健康保护行为（积极体力活动行为）和健康危害行为（吸烟行为、饮酒行为和不健康饮食行为）。同时，根据构建的模型，我们考虑了个体在不同时间点的行为相关性、和同伴的同质性等，进而分析了诱导性在社会网络中健康行为传播中的重要性。研究发现，四种健康行为在社会网络中均以可量化的方式进行传播。基于上述构建的模型，进一步分析了不同社会关系人群对个体健康行为的影响，主要考虑了夫妻、父子、母子、兄弟姐妹和朋友五种社会关系。研究结果表明，不同关系类型对四种健康行为的影响是不一样的。同时，我们还发现在某些关系中，健康行为的传播完全消失，甚至变为反向影响。比如，在吸烟行为方面，父亲、母亲和朋友对个体的吸烟行为的影响具有显著的正向影响，而配偶和兄弟姐妹对个体的吸烟行为的影响具有显著的负向影

响。这些发现表明健康行为在社会网络中的传播可能是导致其迅猛增长的主要原因，因此，也可以利用网络效应传播健康保护行为或健康知识，进而提高公共健康水平。

②以青少年为研究对象，通过构建负二项回归模型，从关系类型、关系范围和关系亲密程度三个层面分析了社会关系因素与青少年消极体力活动之间的关系。研究结果表明，父亲、母亲和朋友对青少年的消极体力活动都有显著的正向影响，且朋友对男性和女性青少年消极体力活动的影响有显著差异；在关系范围层面，两种朋友对青少年消极体力活动都有显著影响；在关系亲密程度层面，父亲、母亲和朋友三类社交关系对青少年消极体力活动行为的影响仍然具有显著性，而朋友和母亲对男性和女性青少年消极体力活动行为的影响发生了巨大的变化，朋友对男性青少年消极体力活动的影响由先前的不显著变为显著了，母亲对女性青少年的消极体力活动的影响由先前的显著变为不显著；最后，在青少年饮食行为的敏感性分析中发现，朋友类型对男性和女性青少年饮食行为的影响具有显著的差异，这与朋友对青少年体力活动行为的结果不同。这些结果表明，通过了解社会关系人群对青少年健康行为影响的程度，政府可以设计合适的青少年健康行为干预政策，以提高青少年健康水平。

③通过构建对立性健康行为的社会化传播模型，从夫妻之间健康行为的相似性、配偶健康行为的改变对个体健康行为改变的影响和配偶达到世界卫生组织推荐的健康行为标准对个体达标的影响三个视角，研究了个体积极体力活动和消极体力活动两种对立性健康行为在夫妻关系中的传播。研究结果发现，夫妻之间的健康行为和行为转变存在着非常显著的相似性，且个体的两种对立性行为之间呈现负相关关系。基于上述模型，考虑了个体和配偶7年间积极体力活动行为和消极体力活动行为的变化，研究发现，配偶对个体两种对立性健康行为的改变都具有显著的正向影响，这也说明了可以通过配偶来促进个体的健康保护水平的提高。此外，配偶体力活动达到世界卫生组织建议标准有助于个体达到这一标准，然而配偶影响存在时效性，其早期的达标行为对个体的影响并不显著。因此，制定针对夫妻的体力活动干预策略有助于改善个体的健康状况。

④通过社会关系中父母亲和配偶的吸烟情况来描述女性的被动吸烟行为，运用单变量、多变量和交互 Logistic 模型研究女性被动吸烟行为和家

庭污染能源使用及其交互对女性高血压的影响。通过单变量模型回归结果可知，被动吸烟和家庭污染能源使用对女性患高血压都具有显著的正向影响。通过多变量的回归结果可知，在考虑了协变量后，被动吸烟和家庭污染能源使用对女性患高血压的影响仍然是显著的，且这种影响存在加成效应。通过对被动吸烟强度和污染能源暴露强度的进一步研究表明，随着被动吸烟强度的增加，女性患高血压的概率进一步增加。重度被动吸烟对女性患高血压具有显著性的影响，但轻度被动吸烟对女性患高血压则没有显著的影响。同时，研究发现，轻度和重度被动吸烟与污染能源使用的交互对女性患高血压均有显著的正向影响。此外，被动吸烟和家庭污染能源使用及其交互对农村女性和年龄大于40岁的人群患高血压都有显著的正向影响。这些结果也表明应提高由被动吸烟和污染能源使用引起的健康风险意识。

7.2 研究局限和未来展望

本书基于社会网络视角，研究健康行为在关系网络中的传播性及其对健康水平的影响，得到了非常有意义的结果，也丰富了基于社会网络的健康行为研究理论体系。然而，本书仍存在一定的局限性，未来可以在以下几个方面进一步深入研究：

①虽然可以通过加入个体和同伴的上一时期的行为以控制一些混淆因素和行为的同质性，但人与人之间健康行为的诱导性仍需要进一步研究。另外，健康行为的传播是一个长期的复杂的过程。随着时间的推移，个体的社交关系可能发生巨大的变化。比如旧的关系的解除和新关系的建立，这些都对个体健康行为有着显著的影响。在后续的研究中，需要考虑社交关系类型和健康行为的动态变化，以更好地区分社会选择和社会影响对个体健康行为的影响。

②在异质性关系的研究中，虽然考虑了不同社会关系、不同关系范围和不同关系亲密程度对个体健康行为影响的差异性。然而，在实际中，个体的健康认知和心理状态对其社会关系和健康行为的发展也有着非常重要的影响。因此，未来的研究需要考虑在控制了个体的健康认知和心理状态

等影响因素后，进一步分析社会关系对个体健康行为的影响。另外，也可以考虑不同社会关系的交互效应对个体健康行为的影响。

③在两种对立性健康行为的研究中，虽然通过夫妻关系来研究行为的传播情况，但是并没有考虑夫妻关系的强度，这一强度对健康行为传播的影响也是显而易见的。另外，本书将体力活动分为积极体力活动和消极体力活动两项，没有进一步细分其体力活动行为。比如工作中的体力活动行为一般认为是个体不可控的，应该与个体空闲时间的体力活动区分开。另外，后续研究可以采用更加精细的数据来分析社会关系对个体健康行为改变的影响过程。

④在被动健康行为对个体健康水平影响的研究中，虽然考虑了家庭成员的吸烟行为对非吸烟女性健康水平的影响，但由于数据的局限性，本书并没有获得女性被动吸烟引起的家庭环境污染的具体浓度值。除了家庭成员的吸烟行为，个体的工作场所和一些公共场所中人群的吸烟行为也可能对女性健康有着十分重要的影响，因此，研究家庭吸烟行为、工作环境和公共场所中的吸烟行为及其交互对个体健康水平的影响也具有重要的意义。另外，未来的研究还可以关注被动吸烟行为对青少年和老年人健康水平的影响。

参 考 文 献

[1] ATUN R, JAFFAR S, NISHTAR S, KNAUL F M, BARRETO M L, NYIRENDA M, Banatvala N, Piot P. Improving responsiveness of health systems to non – communicable diseases [J]. The Lancet, 2013, 381 (9867): 690 – 697.

[2] 马吉祥, 王丽敏. 《预防控制非传染性疾病全球行动计划 (2013—2020)》解读 [J]. 中国医学前沿杂志, 2014, 6 (3): 9 – 11.

[3] KASL S V, COBB S. Health behavior, illness behavior and sick role behavior [J]. Archives of Environmental Health: An International Journal, 1966, 12 (2): 246 – 266.

[4] DUFFY M E. Primary prevention behaviors: the female – headed, one – parent family [J]. Research in Nursing & Health, 1986, 9 (2): 115 – 122.

[5] PENDER N. Health promotion in nursing practice [J]. American Journal of Preventive Medicine, 1996, 97 (23): 111 – 119.

[6] ROUSHAM E K, PRADEILLES R, AKPARIBO R, et al. Dietary behaviours in the context of nutrition transition: a systematic review and meta – analyses in two African countries [J]. Public Health Nutrition, 2020, 23 (11): 1948 – 1964.

[7] LIPPI G, HENRY B M, SANCHIS – GOMAR F. Physical inactivity and cardiovascular disease at the time of coronavirus disease 2019 (COVID – 19) [J]. European Journal of Preventive Cardiology, 2020, 27 (9): 906 – 908.

[8] PELICIC D, SAVELJIC M, NEJKOV S. Significance of chronic non – communicable diseases and their Threat to the health of the population

[J]. Biomedical Journal of Scientific & Technical Research, 2021, 34 (5): 27118-27119.

[9] DE SOUSA R A L, IMPROTA-CARIA A C, ARAS-JÚNIOR R, et al. Physical exercise effects on the brain during COVID-19 pandemic: links between mental and cardiovascular health [J]. Neurological Sciences, 2021: 1-10.

[10] NIELSEN G, WIKMAN J M, JENSEN C J, SCHMIDT J F, GLIEMANN L, ANDERSEN T R. Health promotion: the impact of beliefs of health benefits, social relations and enjoyment on exercise continuation [J]. Scandinavian Journal of Medicine & Science in Sports, 2014, 24 (S1): 66-75.

[11] LEWIS S F, HENNEKENS C H. Regular physical activity: forgotten benefits [J]. The American Journal of Medicine, 2016, 129 (2): 137-138.

[12] KATZMARZYK P T, FRIEDENREICH C, SHIROMA E J, et al. Physical inactivity and non-communicable disease burden in low-income, middle-income and high-income countries [J]. British Journal of Sports Medicine, 2021.

[13] EDWARDSON C L, GORELY T, DAVIES M J, GRAY L J, KHUNTI K, WILMOT E G, YATES T, BIDDLE S J. Association of sedentary behaviour with metabolic syndrome: a meta-analysis [J]. PloS One, 2012, 7 (4): 1-5.

[14] SHORT S E, MOLLBORN S. Social determinants and health behaviors: conceptual frames and empirical advances [J]. Current Opinion in Psychology, 2015, 5: 78-84.

[15] World Health Organization. WHO guidelines on physical activity and sedentary behaviour: web annex: evidence profiles [R]. 2020.

[16] WANG Z, HUANG Q, WANG L, et al. Moderate intake of lean red meat was associated with lower risk of elevated blood pressure in Chinese Women: Results from the China Health and Nutrition Survey, 1991-2015 [J]. Nutrients, 2020, 12 (5): 1369.

[17] GOLDENSON N I, SHIFFMAN S, HATCHER C, et al. Switching away

from cigarettes across 12 months among adult smokers purchasing the JUUL system [J]. American Journal of Health Behavior, 2021, 45 (3): 443-463.

[18] JANI B D, MCQUEENIE R, NICHOLL B I, et al. Association between patterns of alcohol consumption (beverage type, frequency and consumption with food) and risk of adverse health outcomes: a prospective cohort study [J]. BMC Medicine, 2021, 19 (1): 1-14.

[19] BASSETT D R, JOHN D, CONGER S A, FITZHUGH E C, COE D P. Trends in physical activity and sedentary behaviors of United States youth [J]. Journal of Physical Activity and Health, 2015, 12 (8): 1102-1111.

[20] NG S W, HOWARD A G, WANG H, SU C, ZHANG B. The physical activity transition among adults in China: 1991-2011 [J]. Obesity Reviews, 2014, 15 (S1): 27-36.

[21] DU H, LI L, BENNETT D, GUO Y, KEY T J, BIAN Z, SHERLIKER P, GAO H, CHEN Y, YANG L. Fresh fruit consumption and major cardiovascular disease in China [J]. New England Journal of Medicine, 2016, 374 (14): 1332-1343.

[22] GIOVENCO D P, DELNEVO C D. Prevalence of population smoking cessation by electronic cigarette use status in a national sample of recent smokers [J]. Addictive Behaviors, 2018, 76: 129-134.

[23] BRESLOW R A, CASTLE I J P, CHEN C M, GRAUBARD B I. Trends in alcohol consumption among older Americans: National Health Interview Surveys, 1997 to 2014 [J]. Alcoholism: Clinical and Experimental Research, 2017, 41 (5): 976-986.

[24] LIU B, DU Y, WU Y, et al. Prevalence and distribution of electronic cigarette use before and during pregnancy among women in 38 States of the United States [J]. Nicotine & Tobacco Research, 2021.

[25] SANCHEZ Z M, VALENTE J Y, PEREIRA A P D, et al. Effectiveness evaluation of the school-based drug prevention program# Tamojunto2.0: protocol of a cluster randomized controlled trial [J]. BMC Public Health,

2019, 19 (1): 1 - 10.

[26] HALLAL P C, ANDERSEN L B, BULL F C, GUTHOLD R, HASKELL W, EKELUND U, GROUP L P A S W. Global physical activity levels: surveillance progress, pitfalls, and prospects [J]. The Lancet, 2012, 380 (9838): 247 - 257.

[27] 李镒冲, 刘世炜, 王丽敏, 周脉耕. 1990 年与 2010 年中国慢性病主要行为危险因素的归因疾病负担研究 [J]. 中华预防医学杂志, 2015, 4: 303 - 308.

[28] 陈伟伟, 高润霖, 刘力生, 朱曼璐, 王文, 王拥军, 吴兆苏, 李惠君, 郑哲, 蒋立新. 中国心血管病报告 2014 [J]. 中国循环杂志, 2015, 30 (7): 617 - 622.

[29] ANDRADE S C, PREVIDELLI N, CESAR C L G, MARCHIONI D M L, FISBERG R M. Trends in diet quality among adolescents, adults and older adults: a population - based study [J]. Preventive Medicine Reports, 2016, 4 (C): 391 - 396.

[30] WARING J C, HÉBERT E T, ALEXANDER A C, et al. Evaluating the influences of social support and smoking cues on daily smoking abstinence among socioeconomically disadvantaged adults [J]. Addictive Behaviors, 2020, 100: 106107.

[31] RUIZ L D, ZUELCH M L, DIMITRATOS S M, et al. Adolescent obesity: diet quality, psychosocial health, and cardiometabolic risk factors [J]. Nutrients, 2020, 12 (1): 43.

[32] FERNÁNDEZ B R, WARNER L M, KNOLL N, MONTENEGRO E M, SCHWARZER R. Synergistic effects of social support and self - efficacy on dietary motivation predicting fruit and vegetable intake [J]. Appetite, 2015, 87 (1): 330 - 335.

[33] PYPER E, HARRINGTON D, MANSON H. The impact of different types of parental support behaviours on child physical activity, healthy eating, and screen time: a cross - sectional study [J]. BMC Public Health, 2016, 16 (1): 568.

[34] LAKON C M, WANG C, BUTTS C T, JOSE R, TIMBERLAKE D S,

HIPP J R. A dynamic model of adolescent friendship networks, parental influences, and smoking [J]. Journal of Youth and Adolescence, 2015, 44 (9): 1767-1786.

[35] KIM W, KREPS G L, SHIN C N. The role of social support and social networks in health information-seeking behavior among Korean Americans: a qualitative study [J]. International Journal for Equity in Health, 2015, 14 (1): 40.

[36] NORTON E C, LINDROOTH R C, ENNETT S T. Controlling for the endogeneity of peer substance use on adolescent alcohol and tobacco use [J]. Health Economics, 1998, 7 (5): 439-453.

[37] 林丹华, 方晓义, 冒荣. 父母和同伴因素对青少年饮酒行为的影响 [J]. 心理发展与教育, 2008, 24 (3): 36-42.

[38] 陈丽华, 苏少冰, 叶枝, 李冰心, 林丹华. 同伴饮酒人数与青少年饮酒行为: 饮酒动机的中介作用 [J]. 中国临床心理学杂志, 2015, 23 (6): 1079-1083.

[39] SAWKA K J, MCCORMACK G R, NETTEL AGUIRRE A, HAWE P, DOYLE-BAKER P K. Friendship networks and physical activity and sedentary behavior among youth: a systematized review [J]. International Journal of Behavioral Nutrition and Physical Activity, 2013, 10 (1): 1-9.

[40] MAYS D, GILMAN S E, RENDE R, LUTA G, TERCYAK K P, NIAURA R S. Parental smoking exposure and adolescent smoking trajectories [J]. Pediatrics, 2014, 133 (6): 983-991.

[41] EDWARDS M, JAGO R, SEBIRE S, KESTEN J, POOL L, THOMPSON J. The influence of friends and siblings on the physical activity and screen viewing behaviours of children aged 5-6 years: a qualitative analysis of parent interviews [J]. BMJ Open, 2015, 5 (5): 1-7.

[42] MACDONALD-WALLIS K, JAGO R, STERNE J A. Social network analysis of childhood and youth physical activity: a systematic review [J]. American Journal of Preventive Medicine, 2012, 43 (6): 636-642.

[43] 张镇, 郭博达. 社会网络视角下的同伴关系与心理健康 [J]. 心理

科学进展, 2016, 24 (4): 591-602.

[44] CHRISTAKIS N A, FOWLER J H. The collective dynamics of smoking in a large social network [J]. New England Journal of Medicine, 2008, 358 (21): 2249-2258.

[45] HUANG G C, UNGER J B, SOTO D, FUJIMOTO K, PENTZ M A, JORDANMARSH M, VALENTE T W. Peer influences: the impact of online and offline friendship networks on adolescent smoking and alcohol use [J]. Journal of Adolescent Health, 2014, 54 (5): 508-514.

[46] ROVNIAK L S, SALLIS J F, KRASCHNEWSKI J L, SCIAMANNA C N, KISER E J, RAY C A, CHINCHILLI V M, DING D, MATTHEWS S A, BOPP M. Engineering online and inperson social networks to sustain physical activity: application of a conceptual model [J]. BMC Public Health, 2013, 13 (1): 753.

[47] LI K, LIU D, HAYNIE D, GEE B, CHAURASIA A, SEO D C, IANNOTTI R J, SIMONS MORTON B G. Individual, social, and environmental influences on the transitions in physical activity among emerging adults [J]. BMC Public Health, 2016, 16 (1): 1-12.

[48] KUIPERS M A, ROBERT P O, RICHTER M, RATHMANN K, RIMPELÄ A H, PERELMAN J, FEDERICO B, LORANT V, KUNST A E. Individual and contextual determinants of perceived peer smoking prevalence among adolescents in six European cities [J]. Preventive Medicine, 2016, 88: 168-175.

[49] 褚成静, 董树平. 大学生社交性吸烟行为及吸烟影响因素研究 [J]. 中国健康教育, 2012, 28 (5): 360-362.

[50] 何玲玲, 王肖柳, 林琳. 中国城市学龄儿童体力活动影响因素: 基于社会生态学模型的综述 [J]. 国际城市规划, 2016, 31 (4): 10-15.

[51] LUBANS D, RICHARDS J, HILLMAN C, FAULKNER G, BEAUCHAMP M, NILSSON M, KELLY P, SMITH J, RAINE L, BIDDLE S. Physical activity for cognitive and mental health in youth: a systematic review of mechanisms [J]. Pediatrics, 2016, 138 (3): 1-13.

[52] HOU L, ZHANG M, HAN W, TANG Y, XUE F, LIANG S, ZHANG B, WANG W, ASAITI K, WANG Y. Influence of salt intake on association of blood uric acid with hypertension and related cardiovascular risk [J]. PloS One, 2016, 11 (4): 1-12.

[53] LIM M Y, YOON H S, RHO M, SUNG J, SONG Y M, LEE K, KO G. Analysis of the association between host genetics, smoking, and sputum microbiota in healthy humans [J]. Scientific Reports, 2016, 6 (23745): 1-9.

[54] DE GOEIJ M C, SUHRCKE M, TOFFOLUTTI V, VAN DE MHEEN D, SCHOENMAKERS T M, KUNST A E. How economic crises affect alcohol consumption and alcoholrelated health problems: a realist systematic review [J]. Social Science & Medicine, 2015, 131: 131-146.

[55] THUN M J, CARTER B D, FESKANICH D, FREEDMAN N D, PRENTICE R, LOPEZ A D, HARTGE P, GAPSTUR S M. 50-year trends in smokingrelated mortality in the United States [J]. New England Journal of Medicine, 2013, 368 (4): 351-364.

[56] WU F, CHEN Y, PARVEZ F, SEGERS S, ARGOS M, ISLAM T, AHMED A, RAKIBUZ-ZAMAN M, HASAN R, SARWAR G. A prospective study of tobacco smoking and mortality in Bangladesh [J]. PloS One, 2013, 8 (3): 1-11.

[57] CARLSSON A C, RNLÖV J, SUNDSTRÖM J, MICHAËLSSON K, BYBERG L, LIND L. Physical activity, obesity and risk of cardiovascular disease in middle-aged men during a median of 30 years of follow-up [J]. European Journal of Preventive Cardiology, 2016, 23 (4): 359-365.

[58] 倪国华, 郑风田. 洋快餐对儿童健康的影响研究 [J]. 中国软科学, 2012, 6: 68-77.

[59] LADABAUM U, MANNALITHARA A, MYER P A, SINGH G. Obesity, abdominal obesity, physical activity, and caloric intake in US adults: 1988 to 2010 [J]. The American Journal of Medicine, 2014, 127 (8): 717-727.

[60] PIIRTOLA M, KAPRIO J, WALLER K, HEIKKILÄ K, KOSKENVUO M, SVEDBERG P, SILVENTOINEN K, KUJALA U M, ROPPONEN A. Leisure-time physical inactivity and association with body mass index: a Finnish twin study with a 35-year follow-up [J]. International Journal of Epidemiology, 2016, 46 (1): 116-127.

[61] REINER M, NIERMANN C, JEKAUC D, WOLL A. Long-term health benefits of physical activity - a systematic review of longitudinal studies [J]. BMC Public Health, 2013, 13 (1): 813.

[62] LOEF M, WALACH H. The combined effects of healthy lifestyle behaviors on all cause mortality: a systematic review and meta-analysis [J]. Preventive Medicine, 2012, 55 (3): 163-170.

[63] SHI L, SHU X O, LI H, CAI H, LIU Q, ZHENG W, XIANG Y B, VILLEGAS R. Physical activity, smoking, and alcohol consumption in association with incidence of type 2 diabetes among middle-aged and elderly Chinese men [J]. PloS One, 2013, 8 (11): 1-7.

[64] WANG Y, JI J, LIU Y J, DENG X, HE Q Q. Passive smoking and risk of type 2 diabetes: a meta analysis of prospective cohort studies [J]. PLoS One, 2013, 8 (7): 1-6.

[65] BURGOINE T, FOROUHI N G, GRIFFIN S J, BRAGE S, WAREHAM N J, MONSIVAIS P. Does neighborhood fast-food outlet exposure amplify inequalities in diet and obesity? a cross-sectional study [J]. The American Journal of Clinical Nutrition, 2016, 103 (6): 1540-1547.

[66] PIPER M E, KENFORD S, FIORE M C, BAKER T B. Smoking cessation and quality of life: changes in life satisfaction over 3 years following a quit attempt [J]. Annals of Behavioral Medicine, 2012, 43 (2): 262-270.

[67] LUGER T M, SULS J, VANDER WEG M W. How robust is the association between smoking and depression in adults? a meta-analysis using linear mixed-effects models [J]. Addictive Behaviors, 2014, 39 (10): 1418-1429.

[68] 张冲, 张丹. 城市老年人社会活动参与对其健康的影响——基于CHARLS 2011年数据 [J]. 人口与经济, 2016, 5: 55-63.

[69] COSTE J, QUINQUIS L, D'ALMEIDA S, AUDUREAU E. Smoking and health-related quality of life in the general population: independent relationships and large differences according to patterns and quantity of smoking and to gender [J]. PloS One, 2014, 9 (3): 1-15.

[70] MAX W, SUNG H Y, SHI Y, STARK B. The cost of smoking in California [J]. Nicotine & Tobacco Research, 2015, 18 (5): 1222-1229.

[71] ZHANG J, CHAABAN J. The economic cost of physical inactivity in China [J]. Preventive Medicine, 2013, 56 (1): 75-78.

[72] KHOKHAWALLA S A, ROSENTHAL S R, PEARLMAN D N, TRICHE E W. Cigarette smoking and emergency care utilization among asthmatic adults in the 2011 Asthma Call-Back Survey [J]. Journal of Asthma, 2015, 52 (7): 732-739.

[73] RADCLIFFE-BROWN A R. Religion and society [M]. New York: In the structure and function in primitive society, (1965): 157-177.

[74] WELLMAN B, BERKOWITZ S D. Social structures: a network approach [M]. New York: Cambridge University Press, 1988.

[75] ARAL S, WALKER D. Identifying influential and susceptible members of social networks [J]. Science, 2012, 337 (6092): 337-341.

[76] HINZ O, SCHULZE C, TAKAC C. New product adoption in social networks: why direction matters [J]. Journal of Business Research, 2014, 67 (1): 2836-2844.

[77] MARKS J, DE LA HAYE K, BARNETT L M, ALLENDER S. Friendship network characteristics are associated with physical activity and sedentary behavior in early adolescence [J]. PloS One, 2015, 10 (12): 1-15.

[78] GODINHO DE MATOS M, FERREIRA P, KRACKHARDT D. Peer influence in the diffusion of the iPhone 3G over a large social network [J]. Mis Quarterly, 2014, 38: 4.

[79] FORTIN B, YAZBECK M. Peer effects, fast food consumption and adolescent weight gain [J]. Journal of Health Economics, 2015, 42: 125-138.

[80] SCHAEFER D R, SIMPKINS S D. Using social network analysis to clarify the role of obesity in election of adolescent friends [J]. American Journal of Public Health, 2014, 104 (7): 1223 – 1229.

[81] NIE P, SOUSA POZA A, HE X. Peer effects on childhood and adolescent obesity in China [J]. China Economic Review, 2015, 35: 47 – 69.

[82] LÜ L, CHEN D B, ZHOU T. The small world yields the most effective information spreading [J]. New Journal of Physics, 2011, 13 (12): 123005.

[83] FAN C J, JIN Y, HUO L A, LIU C, YANG Y P, WANG Y Q. Effect of individual behavior on the interplay between awareness and disease spreading in multiplex networks [J]. Physica A: Statistical Mechanics and its Applications, 2016, 461: 523 – 530.

[84] RUAN Z, TANG M, LIU Z. Epidemic spreading with information – driven vaccination [J]. Physical Review E, 2012, 86 (3): 036117.

[85] SCATÀ M, DI STEFANO A, LIÒ P, LA CORTE A. The impact of heterogeneity and awareness in modeling epidemic spreading on multiplex networks [J]. Scientific Reports, 2016, 6: 1 – 13.

[86] BAPNA R, UMYAROV A. Do your online friends make you pay? a randomized field experiment on peer influence in online social networks [J]. Management Science, 2015, 61 (8): 1902 – 1920.

[87] CHEN Y, LI J, HUANG H, RAN L, HU Y. Encouraging information sharing to boost the name – your – own – price auction [J]. Physica A: Statistical Mechanics and Its Applications, 2017, 479: 108 – 117.

[88] CENTOLA D. The spread of behavior in an online social network experiment [J]. Science, 2010, 329 (5996): 1194 – 1197.

[89] LATKIN C A, DONNELL D, METZGER D, SHERMAN S, ARAMRATTNA A, DAVIS VOGEL A, QUAN V M, GANDHAM S, VONGCHAK T, PERDUE T. The efficacy of a network intervention to reduce HIV risk behaviors among drug users and risk partners in Chiang Mai, Thailand and Philadelphia, USA [J]. Social Science & Medicine, 2009, 68 (4): 740 – 748.

[90] VOGT T M, MULLOOLY J P, ERNST D, POPE C R, HOLLIS J F. Social networks as predictors of chemic heart disease, cancer, stroke and hypertension: incidence, survival and mortality [J]. Journal of Clinical Epidemiology, 1992, 45 (6): 659-666.

[91] BERKMAN L F, LEO SUMMERS L, HORWITZ R I. Emotional support and survival after myocardial infarction [J]. Annals of Internal Medicine, 1992, 117 (12): 1003-1009.

[92] KAWACHI I, BERKMAN L F. Social ties and mental health [J]. Journal of Urban Health, 2001, 78 (3): 458-467.

[93] LONG E, BARRETT T S, LOCKHART G. Network behavior dynamics of adolescent friendships, alcohol use, and physical activity [J]. Health Psychology, 2017, 36 (6): 577-586.

[94] BOOTH R E, LEHMAN W E, LATKIN C A, DVORYAK S, BREWSTER J T, ROYER M S, SINITSYNA L. Individual and network interventions with injection drug users in 5 Ukraine cities [J]. American Journal of Public Health, 2011, 101 (2): 336-343.

[95] ABUBAKAR I, TILLMANN T, BANERJEE A. Global, regional, and national age-sex specific all-cause and cause-specific mortality for 240 causes of death, 1990-2013: a systematic analysis for the Global Burden of Disease Study 2013 [J]. The Lancet, 2015, 385 (9963): 117-171.

[96] HARMON B E, FORTHOFER M, BANTUM E O, NIGG C R. Perceived influence and college students'diet and physical activity behaviors: an examination of ego-centric social networks [J]. BMC Public Health, 2016, 16 (1): 473.

[97] PEDERSEN S, GRØNHØJ A, THØGERSEN J. Following family or friends, social norms in adolescent healthy eating [J]. Appetite, 2015, 86 (1): 54-60.

[98] ALI M M, AMIALCHUK A, NIKAJ S. Alcohol consumption and social network ties among adolescents: evidence from add health [J]. Addictive Behaviors, 2014, 39 (5): 918-922.

[99] WATTS D J, STROGATZ S H. Collective dynamics of 'small - world' networks [J]. Nature, 1998, 393 (6684): 440 - 442.

[100] CHRISTAKIS N A, FOWLER J H. The spread of obesity in a large social network over 32 years [J]. New England Journal of Medicine, 2007, 2007 (357): 370 - 379.

[101] BEARMAN P S, MOODY J. Suicide and friendships among American adolescents [J]. American Journal of Public Health, 2004, 94 (1): 89 - 95.

[102] FOWLER J H, CHRISTAKIS N A. Dynamic spread of happiness in a large social network: longitudinal analysis over 20 years in the Framingham Heart Study [J]. BMJ, 2008, 337 (1): 1 - 9.

[103] POPKIN B M, DU S, ZHAI F, ZHANG B. Cohort Profile: The China Health and Nutrition Survey - monitoring and understanding socio - economic and health change in China, 1989 - 2011 [J]. International Journal of Epidemiology, 2009, 39 (6): 1435 - 1440.

[104] ZEGER S L, LIANG K Y. Longitudinal data analysis for discrete and continuous outcomes [J]. Biometrics, 1986, 42 (1): 121 - 130.

[105] PAN W. A kaike's information criterion in generalized estimating equations [J]. Biometrics, 2001, 57 (1): 120 - 125.

[106] PATTON G C, SAWYER S M, SANTELLI J S, ROSS D A, AFIFI R, ALLEN N B, ARORA M, AZZOPARDI P, BALDWIN W, BONELL C. Our future: a Lancet commission on adolescent health and wellbeing [J]. The Lancet, 2016, 387 (10036): 2423 - 2478.

[107] SKINNER A C, PERRIN E M, SKELTON J A. Prevalence of obesity and severe obesity in US children, 1999 - 2014 [J]. Obesity, 2016, 24 (5): 1116 - 1123.

[108] ALI M M, AMIALCHUK A, HEILAND F W. Weight - related behavior among adolescents: the role of peer effects [J]. PloS One, 2011, 6 (6): 1 - 9.

[109] LOBATO M, SANDERMAN R, PIZARRO E, HAGEDOORN M. Adolescent marijuana use: family but not peer use is associated when developing a

dependence [J]. European Health Psychologist, 2016, 18 (S): 1040.

[110] LARSON N, WALL M, STORY M, NEUMARK SZTAINER D. Home/family, peer, school, and neighborhood correlates of obesity in adolescents [J]. Obesity, 2013, 21 (9): 1858–1869.

[111] SAWKA K J, MCCORMACK G R, NETTEL AGUIRRE A, SWANSON K. Associations between aspects of friendship networks and dietary behavior in youth: findings from a systematized review [J]. Eating Behaviors, 2015, 18: 7–15.

[112] VERLOIGNE M, VEITCH J, CARVER A, SALMON J, CARDON G, DE BOURDEAUDHUIJ I, TIMPERIO A. Exploring associations between parental and peer variables, personal variables and physical activity among adolescents: a mediation analysis [J]. BMC Public Health, 2014, 14 (1): 1–11.

[113] JAGO R, MACDONALD WALLIS K, THOMPSON J L, PAGE A S, BROCKMAN R, FOX K R. Better with a buddy: influence of best friends on children's physical activity [J]. Medicine & Science in Sports & Exercise, 2011, 43 (2): 259–265.

[114] FITZGERALD A, FITZGERALD N, AHERNE C. Do peers matter? a review of peer and/or friends' influence on physical activity among American adolescents [J]. Journal of Adolescence, 2012, 35 (4): 941–958.

[115] DEARTH WESLEY T, GORDON LARSEN P, ADAIR L S, ZHANG B, POPKIN B M. Longitudinal, cross–cohort comparison of physical activity patterns in Chinese mothers and children [J]. International Journal of Behavioral Nutrition and Physical Activity, 2012, 9 (1): 1–9.

[116] DEARTH WESLEY T, GORDON LARSEN P, ADAIR L S, SIEGA RIZ A M, ZHANG B, POPKIN B M. Less traditional diets in Chinese mothers and children are similarly linked to socioeconomic and cohort factors but vary with increasing child age [J]. The Journal of Nutrition, 2011, 141 (9): 1705–1711.

[117] LOH C P A, LI Q. Peer effects in adolescent bodyweight: evidence from rural China [J]. Social Science & Medicine, 2013, 86 (6): 35-44.

[118] LAWLESS J F. Negative binomial and mixed Poisson regression [J]. Canadian Journal of Statistics, 1987, 15 (3): 209-225.

[119] MANUEL D G, PEREZ R, SANMARTIN C, TALJAARD M, HENNESSY D, WILSON K, TANUSEPUTRO P, MANSON H, BENNETT C, TUNA M. Measuring burden of unhealthy behaviours using a multivariable predictive approach: life expectancy lost in Canada attributable to smoking, alcohol, physical inactivity, and diet [J]. PLoS Medicine, 2016, 13 (8): 1-27.

[120] WHO. The world health report 2002: reducing risks, promoting healthy life [M]. World Health Organization, 2002.

[121] LEE I M, BAUMAN A E, BLAIR S N, HEATH G W, KOHL H W, PRATT M, HALLAL P C. Annual deaths attributable to physical inactivity: whither the missing 2 million? [J]. The Lancet, 2013, 381 (9871): 992-993.

[122] KERR J, ANDERSON C, LIPPMAN S M. Physical activity, sedentary behaviour, diet, and cancer: an update and emerging new evidence [J]. The Lancet Oncology, 2017, 18 (8): e457-e471.

[123] NETWORK C R. A countryside for health and wellbeing: the physical and mental health benefits of green exercise [J]. Cancer, 2017.

[124] BOT S D, MACKENBACH J D, NIJPELS G, LAKERVELD J. Association between social network characteristics and lifestyle behaviours in adults at risk of diabetes and cardiovascular disease [J]. PloS One, 2016, 11 (10): 1-14.

[125] LOPRINZI P D, CRUSH E A. Source and size of social support network on sedentary behavior among older adults [J]. American Journal of Health Promotion, 2018, 32 (1): 28-31.

[126] KAHN E B, RAMSEY L T, BROWNSON R C, HEATH G W, HOWZE E H, POWELL K E, STONE E J, RAJAB M W, CORSO P. The effectiveness of interventions to increase physical activity: a systematic review [J]. American Journal of Preventive Medicine, 2002, 22 (4):

73-107.

[127] BURKE V, GIANGIULIO N, GILLAM H F, BEILIN L J, HOUGHTON S. Physical activity and nutrition programs for couples: a randomized controlled trial [J]. Journal of Clinical Epidemiology, 2003, 56 (5): 421-432.

[128] CORNELIUS T, DESROSIERS A, KERSHAW T. Spread of health behaviors in young couples: how relationship power shapes relational influence [J]. Social Science & Medicine, 2016, 165: 46-55.

[129] AALSMA M C, CARPENTIER M Y, AZZOUZ F, FORTENBERRY J D. Longitudinal effects of health-harming and health-protective behaviors within adolescent romantic dyads [J]. Social Science & Medicine, 2012, 74 (9): 1444-1451.

[130] ROBARDS J, EVANDROU M, FALKINGHAM J, VLACHANTONI A. Marital status, health and mortality [J]. Maturitas, 2012, 73 (4): 295-299.

[131] MASELKO J, BATES L M, AVENDANO M, GLYMOUR M M. The intersection of sex, marital status, and cardiovascular risk factors in shaping stroke incidence: results from the health and retirement study [J]. Journal of the American Geriatrics Society, 2009, 57 (12): 2293-2299.

[132] SIMPSON J A, FARRELL A K, ORIÑA M M, ROTHMAN A J. Power and social influence in relationships [M]. APA handbook of personality and social psychology: Interpersonal relations, 2015, 3: 393-420.

[133] LI K K, CARDINAL B J, ACOCK A C. Concordance of physical activity trajectories among middle-aged and older married couples: impact of diseases and functional difficulties [J]. Journals of Gerontology Series B: Psychological Sciences and Social Sciences, 2013, 68 (5): 794-806.

[134] HOMISH G G, LEONARD K E. Spousal influence on general health behaviors in a community sample [J]. American Journal of Health Behavior, 2008, 32 (6): 754-763.

[135] HELMERHORST H J, BRAGE S, WARREN J, BESSON H, EKELUND U. A systematic review of reliability and objective criterion – related validity of physical activity questionnaires [J]. International Journal of Behavioral Nutrition and Physical Activity, 2012, 9 (1): 103.

[136] VAN POPPEL M N, CHINAPAW M J, MOKKINK L B, VAN MECHELEN W, TERWEE C B. Physical activity questionnaires for adults [J]. Sports Medicine, 2010, 40 (7): 565–600.

[137] FAGAN P, MOOLCHAN E T, POKHREL P, HERZOG T, CASSEL K D, PAGANO I, FRANKE A A, KAHOLOKULA J K A, SY A, ALEXANDER L A. Biomarkers of tobacco smoke exposure in racial/ethnic groups at high risk for lung cancer [J]. American Journal of Public Health, 2015, 105 (6): 1237–1245.

[138] AU W W, SU D, YUAN J. Cigarette smoking in China: public health, science, and policy [J]. Reviews on Environmental Health, 2012, 27 (1): 43–49.

[139] CHINA. The global adult tobacco survey fact sheet China [R]. 2010.

[140] YANG G, Hu A. Tobacco Control and China's future [J]. Beijing: Economic Daily Press, 2011, 248: 8080.

[141] KING B A, MIRZA S A, BABB S D. A cross – country comparison of secondhand smoke exposure among adults: findings from the Global Adult Tobacco Survey [J]. Tobacco Control, 2013, 22 (4): e5.

[142] BRITTON J, BOGDANOVICA I. Tobacco control efforts in Europe [J]. The Lancet, 2013, 381 (9877): 1588–1595.

[143] JARVIS M J, SIMS M, GILMORE A, MINDELL J. Impact of smoke – free legislation on children's exposure to secondhand smoke: cotinine data from the health survey for England [J]. Tobacco Control, 2011, 21 (1): 18–23.

[144] VARDAVAS C, HOHMANN C, PATELAROU E, MARTINEZ D, HENDERSON A J, GRANELL R, SUNYER J, TORRENT M, FANTINI M, GORI D. The independent role of prenatal and postnatal exposure to active and passive smoking on the development of early

wheeze in children [J]. European Respiratory Journal, 2016, 1 – 10.

[145] SEKI M, INOUE R, OHKUBO T, KIKUYA M, HARA A, METOKI H, HIROSE T, TSUBOTA – UTSUGI M, ASAYAMA K, KANNO A. Association of environmental tobacco smoke exposure with elevated home blood pressure in Japanese women: the Ohasama study [J]. Journal of Hypertension, 2010, 28 (9): 1814 – 1820.

[146] GRUJIČIĆ S S, SUPIĆ Z T, NIKOLIĆ Ž, GREDIĆ D, BJEKIĆ M, BJEGOVIĆ V, RATKOV I. Risk factors for the development of arterial hypertension [J]. Medicinski Glasnik, 2014, 11 (1): 19 – 25.

[147] LI N, LI Z, CHEN S, YANG N, REN A, YE R. Effects of passive smoking on hypertension in rural Chinese nonsmoking women [J]. Journal of Hypertension, 2015, 33 (11): 2210 – 2214.

[148] WU L, YANG S, HE Y, LIU M, WANG Y, WANG J, JIANG B. Association between passive smoking and hypertension in Chinese non – smoking elderly women [J]. Hypertension Research, 2017, 40 (4): 399 – 404.

[149] LIN H H, MURRAY M, COHEN T, COLIJN C, EZZATI M. Effects of smoking and solid – fuel use on COPD, lung cancer, and tuberculosis in China: a time – based, multiple risk factor, modelling study [J]. The Lancet, 2008, 372 (9648): 1473 – 1483.

[150] BAUMGARTNER J, SCHAUER J J, EZZATI M, LU L, CHENG C, PATZ J A, BAUTISTA L E. Indoor air pollution and blood pressure in adult women living in rural China [J]. Environmental Health Perspectives, 2011, 119 (10): 1390 – 1395.

[151] WHO. World Health Organization/International Society of Hypertension statement on management of hypertension [J]. Journal of Hypertension, 2003, 21 (11): 1983 – 1992.

[152] FENG D, LIU T, SU D F, WANG H, DING P, HE Y H, DENG X Q, HOU M J, LING W H, CHEN W Q. The association between

smoking quantity and hypertension mediated by inflammation in Chinese current smokers [J]. Journal of Hypertension, 2013, 31 (9): 1798 – 1805.

[153] NIE P, SOUSA POZA A, XUE J. Fuel for life: domestic cooking fuels and women's health in rural China [J]. International Journal of Environmental Research and Public Health, 2016, 13 (8): 1 – 22.

[154] WHO. Appropriate body mass index for Asian populations and its implications for policy and intervention strategies [J]. The Lancet, 2004, 363 (9403): 157.

[155] NG S W, NORTON E C, POPKIN B M. Why have physical activity levels declined among Chinese adults? findings from the 1991 – 2006 China Health and Nutrition Surveys [J]. Social Science & Medicine, 2009, 68 (7): 1305 – 1314.

[156] YAO T, SUNG H Y, MAO Z, HU T W, MAX W. The healthcare costs of secondhand smoke exposure in rural China [J]. Tobacco Control, 2015, 24 (e3): e221 – e226.